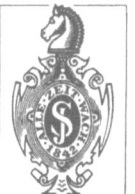

P. Kleihues   M. Kiessling   G. Wagner
F. Amelung (Hrsg.)

Tumoren des Nervensystems

Standardisierte Nomenklatur, biologisches
Verhalten und klinisch-pathologische
Definitionen

Mit einem Geleitwort von Harald zur Hausen

Springer-Verlag Berlin Heidelberg New York
London Paris Tokyo

Prof. Dr. P. Kleihues
Universitätsspital Zürich
Institut für Pathologie
Abt. Neuropathologie
Schmelzbergstr. 12
CH-8091 Zürich

Prof. Dr. G. Wagner
Deutsches Krebsforschungszentrum
Institut für Dokumentation,
Information, Statistik
Im Neuenheimer Feld 280
D-6900 Heidelberg

Prof. Dr. M. Kiessling
Universität des Saarlandes
Pathologisches Institut
Abt. Neuropathologie
D-6650 Homburg-Saar

Dr. F. Amelung
Deutsches Krebsforschungszentrum
Institut für Experimentelle Pathologie
Abteilung für Zentrale Histodiagnostik
und Dokumentation
Im Neuenheimer Feld 280
D-6900 Heidelberg

ISBN-13: 978-3-540-19380-7
DOI: 10.1007/978-3-642-93388-2

e-ISBN-13: 978-3-642-93388-2

CIP-Titelaufnahme der Deutschen Bibliothek
Kleihues, Paul: Tumoren des Nervensystems / P. Kleihues ; M. Kiessling ; G. Wagner. Mit e.
Geleitw. von Harald zur Hausen.
- Berlin ; Heidelberg ; New York ; London ; Paris ; Tokyo : Springer, 1988

NE: Kiessling, Marika: ; Wagner, Gustav

Das Werk ist urheberrechtlich geschützt. Die dadurch begründeten Rechte, insbesondere die der
Übersetzung, des Nachdrucks, der Entnahme von Abbildungen, der Funksendung, der Wiedergabe
auf photomechanischem oder ähnlichem Wege und der Speicherung in Datenverarbeitungsanlagen
bleiben, auch bei nur auszugsweiser Verwertung, vorbehalten. Die Vergütungsansprüche des § 54
Abs. 2 UrhG werden durch die ‚Verwertungsgesellschaft Wort', München, wahrgenommen.

© Springer-Verlag Berlin Heidelberg 1988

Die Wiedergabe von Gebrauchsnamen, Handelsnamen, Warenbezeichnungen usw. in diesem Werk
berechtigt auch ohne besondere Kennzeichnung nicht zu der Annahme, daß solche Namen im
Sinne der Warenzeichen- und Markenschutz-Gesetzgebung als frei zu betrachten wären und daher
von jedermann benutzt werden dürften.

Geleitwort

Experten aus den Disziplinen Neuropathologie, Neurologie und Neurochirurgie legen in diesem Buch eine exakt definierte Nomenklatur für die Tumoren und tumorassoziierten Krankheiten und Syndrome des zentralen und peripheren Nervensystems vor.
  Die aufgeführten Krankheitsbezeichnungen, ihre Synonyme sowie ihre Definitionen wurden von ausgewiesenen Fachwissenschaftlern aus der Bundesrepublik Deutschland, Österreich und der Schweiz diskutiert und erarbeitet. Dabei wurden die internationale Klassifikation der neurogenen Tumoren von 1979 sowie die seither erzielten Forschungsergebnisse berücksichtigt.
  Das vorliegende Nachschlagewerk stellt eine Grundlage für die onkologische Forschung in Klinik, Neuropathologie und Epidemiologie dar. Es soll dem Studenten als Lernhilfe dienen und kann als Standard für Prüfungskataloge sowie als Manual für Student und Arzt zur raschen Information am Krankenbett herangezogen werden.
  Ich wünsche dem Buch eine weite Verbreitung.

Heidelberg, im Juni 1988　　　　　　　　　　　HARALD ZUR HAUSEN

Vorwort der Herausgeber

Die Terminologie der Tumoren des Gehirns ist aufgrund der den diagnostischen Bezeichnungen zugrundeliegenden unterschiedlichen wissenschaftlichen Konzepte so vielfältig und verwirrend, daß sie nur noch der Experte durchschaut. Deshalb haben namhafte Fachwissenschaftler aus den Ländern des deutschsprachigen Raumes zusammen mit Terminologiesachverständigen versucht, eine den heutigen Erkenntnissen angepaßte Nomenklatur der neurogenen Tumoren sowie der durch diese hervorgerufenen neurologischen Ausfallssyndrome zu erstellen.

Die Aufgabe bestand darin, für jede Krankheitseinheit eine Vorzugsbezeichnung aus den dafür verwendeten Termini auszuwählen, diesen Begriff exakt zu definieren und alle dazu bekannten fachsprachlichen Synonyme zusammenzustellen. Ziel der Arbeit war es, die vielfältigen diagnostischen Begriffe im Sinne einer besseren nationalen und internationalen Verständigung zu vereinheitlichen und einzuschränken. Es wird deshalb empfohlen, zukünftig nur noch die hier vorgeschlagenen Vorzugsbezeichnungen zu verwenden.

Die Planungen des Projekts gehen auf das Spätjahr 1983 zurück. Endgültig verabredet wurden die Arbeiten und die Zusammensetzung der Arbeitsgruppe im Frühjahr 1985. In der Arbeitsgruppe waren Neuropathologen, Neurologen und Neurochirurgen vertreten; Fachexperten der Disziplinen Epileptologie, Hals-Nasen-Ohren-Krankheiten und Knochenpathologie wurden zu Rate gezogen. Enger Kontakt bestand mit dem Referenzzentrum für Hirntumoren der Deutschen Gesellschaft für Neuropathologie und Neuroanatomie und mit der Koordinierungsstelle der Deutschen Hirntumorgruppe.

Auf insgesamt 4 Arbeitssitzungen in den Jahren 1985 und 1986 sowie einigen weiteren redaktionellen Besprechungen wurde die schwierige Aufgabe der Einigung auf eine allgemein akzeptierte Nomenklatur der Hirntumoren in Angriff genommen, d.h. es wurden Entwürfe ausgearbeitet und vorgelegt, diskutiert, abgeändert, erneut diskutiert und schließlich verabschiedet. Auf Wunsch der beteiligten Neurologen und Neurochirurgen wurde zusätzlich zu den Tumorentitäten noch eine Auswahl gelegentlich durch Tumoren ausgelöster topographisch-neurologischer Syndrome definiert und der Broschüre anhangsweise beigegeben. Dieser

Anhang wurde federführend von den Herren Professoren BOCK, DELANK und KRAUSENECK besorgt.

Insgesamt wurden 171 diagnostische Begriffe – 97 histopathologische Tumorentitäten des zentralen und peripheren Nervensystems und seiner Hüllstrukturen und 74 klinisch-neurologische Syndrome – definiert. Berücksichtigt wurde dabei die Klassifikation der Hirntumoren der Weltgesundheitsorganisation von 1979.* Die englischsprachigen Bezeichnungen wurden der anglo-amerikanischen Literatur entnommen. Diese haben – im Unterschied zu den deutschen – jedoch nicht durchwegs die Qualität von Vorzugsbezeichnungen.

Nach Abschluß der Arbeit danken die Herausgeber in erster Linie allen beteiligten Wissenschaftlern, die viel Zeit in diese schwierige Aufgabe investiert haben. Darüber hinaus ist den Damen der einzelnen Sekretariate für die Abwicklung der umfangreichen Korrespondenz, für die Vorbereitung der Nomenklatur-Sitzungen sowie für die Vorarbeiten zum Druck dieses Buches zu danken. Unser Dank gilt weiter Herrn Dr. rer. pol. KURT BÖHM, dem Leiter der Abteilung Zentrale Datenverarbeitung am Deutschen Krebsforschungszentrum, und Herrn REINHARD MERX für Programmier- und Formatierungsarbeiten zur EDV-gerechten Erfassung der Daten und der Verarbeitung des Textes zur Vorbereitung des computergesteuerten Lichtsatzes.

Schließlich haben wir dem Deutschen Krebsforschungszentrum für die Bereitstellung erheblicher Mittel zur Durchführung und Beendigung des Projektes zu danken. Dem Springer-Verlag, Heidelberg, danken wir für sein Entgegenkommen und die vorzügliche Gestaltung des Bandes.

Die Herausgeber wären den Lesern und Benutzern dieses Buches für Verbesserungs- und Ergänzungsvorschläge dankbar.

Zürich, Homburg/Saar und Heidelberg im Juni 1988	PAUL KLEIHUES MARIKA KIESSLING GUSTAV WAGNER FOLKER AMELUNG

---

* K.J. Zülch (Edit): Histological Typing of Tumours of the Central Nervous System. International Histological Classification of Tumours No. 21 (Geneva: WHO 1979).

Inhaltsverzeichnis

Geleitwort V

Vorwort der Herausgeber VII

Mitarbeitende Wissenschaftler XI

Tumoren des Nervensystems

    I. Neuroepitheliale Tumoren 3

        Sammelbezeichnungen 3
        1. Tumoren der Astroglia 7
        2. Tumoren der Oligodendroglia 19
        3. Glioblastome 25
        4. Tumoren des Ependyms und des Plexus chorioideus 31
        5. Neuronale Tumoren 41
        6. Tumoren der Epiphyse 51
        7. Embryonale Tumoren 55

    II. Tumoren des peripheren Nervensystems 63

    III. Tumoren der Meningen 71

        1. Meningeome 71
        2. Meningeale Sarkome 83
        3. Primäre melanotische Tumoren 89

    IV. Primäre maligne Lymphome 93

    V. Gefäßtumoren 95

    VI. Keimzelltumoren 97

    VII. Mißbildungstumoren und Zysten 105

    VIII. Tumoren benachbarter Strukturen 119

IX. Metastasen 125

X. Erbliche neoplastische Syndrome 129

Anhang: Durch Tumoren auslösbare klinisch-neurologische
Syndrome 137

  I. Großhirn, Kleinhirn, Hirnstamm, Hypophyse und Epiphyse . 139

  II. Rückenmark 193

  III. Hirn- und Spinalnerven 203

Alphabetischer Index englischer Begriffe 217

Alphabetischer Index deutscher Begriffe 221

Mitarbeitende Wissenschaftler

Dr. med. F. AMELUNG
Deutsches Krebsforschungszentrum
Institut für Experimentelle Pathologie
Abteilung für Zentrale Histodiagnostik und -dokumentation
Im Neuenheimer Feld 280
D-6900 Heidelberg 1

Dr. med. U. BENEICKE
Evangelische Krankenanstalten Duisburg-Nord/Oberhausen
Neurologische Klinik
Fahrner Straße 135
D-4100 Duisburg 11

Prof. Dr. med. W. J. BOCK
Neurochirurgische Universitätsklinik
Moorenstraße 5
D-4000 Düsseldorf 1

Prof. Dr. med. W.-E. BRANDEIS
Kinderklinik der Universität
Hofmeisterweg 1-9
D-6900 Heidelberg 1

Univ. Doz. Dr. med. H. BUDKA
Universität Wien
Neurologisches Institut
Schwarzspanierstraße 17
A-1090 Wien

Univ. Prof. Dr. med. K. BURIAN
II. Klinik für Hals-, Nasen- und Ohrenkrankheiten
der Universität Wien
Alserstraße 4
A-1090 Wien

Prof. Dr. med. H.-W. DELANK
Krankenanstalten Bergmannsheil
Neurologische Universitätsklinik
Postfach 10 02 50
D-4630 Bochum 1

Prof. Dr. med. W. JACOB
Universität Heidelberg
Institut für Sozial- und Arbeitsmedizin
Abteilung für Dokumentation, historische und soziale Pathologie
Im Neuenheimer Feld 386
D-6900 Heidelberg 1

Univ. Prof. Dr. med. K. JELLINGER
Ludwig-Boltzmann-Institut
für klinische Neurobiologie
Krankenhaus Wien-Lainz
Wolkersbergenstraße 1
A-1130 Wien

Prof. Dr. med. Marika KIESSLING
Universität des Saarlandes
Pathologisches Institut
Abteilung Neuropathologie
D-6650 Homburg-Saar

Prof. Dr. med. P. KLEIHUES
Universitätsspital Zürich
Institut für Pathologie
Abteilung Neuropathologie
Schmelzbergstraße 12
CH-8091 Zürich

Prof. Dr. med. D. KOMITOWSKI
Deutsches Krebsforschungszentrum
Institut für Experimentelle Pathologie
Abteilung für Zentrale Histodiagnostik und -dokumentation
Im Neuenheimer Feld 280
D-6900 Heidelberg 1

Prof. Dr. med. P. KRAUSENECK
Klinikum der Universität Würzburg
Neurologische Universitätsklinik
Koordinierungsstelle der Deutschen Hirntumorgruppe
Josef-Schneider-Straße 11
D-8700 Würzburg

Prof. Dr. med. R. LORENZ
Klinikum der Universität Frankfurt/Main
Zentrum der Neurologie und Neurochirurgie
Abteilung für Allgemeine Neurochirurgie
Schleusenweg 2-16
D-6000 Frankfurt/Main 71

Prof. Dr. med. H. D. MENNEL
Zentrum für Pathologie
Abteilung Neuropathologie
Robert-Koch-Straße 5
D-3550 Marburg

Prof. Dr. med. H. H. NAUMANN
Klinikum Großhadern
Universitäts-Hals-Nasen-Ohrenklinik
Marchioninistraße 15
D-8000 München

Prof. Dr. med. M. NEIGER
Universität Bern
Hals-Nasen-Ohrenklinik
Inselspital
CH-3008 Bern

Prof. Dr. med. B. NEUNDÖRFER
Neurologische Klinik mit Poliklinik
der Universität Nürnberg/Erlangen
Schwabachanlage 6
D-8520 Erlangen

Prof. Dr. med. TH. RABINOWICZ
Centre Médical Universitaire
Institut de Pathologie
Division de Neuropathologie
Rue Michel-Servet 2
CH-1211 Geneve 4

Univ. Prof. Dr. med. Mechthilde SALZER-KUNTSCHIK
Universität Wien
Pathologisch-anatomisches Institut
Spitalgasse 4
A-1090 Wien

Prof. Dr. med. H. P. SCHMITT
Zentrum Pathologie der Universität
Institut für Neuropathologie
Im Neuenheimer Feld 220-221
D-6900 Heidelberg 1

Prof. Dr. med. W. SCHWAB
Technische Universität München
Klinikum Rechts der Isar
Hals-Nasen-Ohrenklinik und Poliklinik
Ismaninger Straße 22
D-8000 München 80

Prof. Dr. med. J. M. SCHRÖDER
Institut für Neuropathologie der
Medizinischen Fakultät an der
Rheinisch-Westfälischen Technischen Hochschule
Pauwelsstraße
D-5100 Aachen

Prof. Dr. med. G. WAGNER
Deutsches Krebsforschungszentrum
Institut für Dokumentation, Information und Statistik
Im Neuenheimer Feld 280
D-6900 Heidelberg 1

Prof. Dr. med. W. WECHSLER
Universität Düsseldorf
Neuropathologisches Institut
Moorenstraße 5
D-4000 Düsseldorf 1

Prof. Dr. med. P. WOLF
von Bodelschwinghsche Anstalten
Klinik für Anfallskranke, Mara I
Bethel, Maraweg 21
D-4800 Bielefeld 13

Univ. Prof. Dr. med. G. ZECHNER
Krankenhaus der Stadt Wien-Lainz
Abteilung für Hals-, Nasen- und Ohrenkrankheiten
Wolkersbergenstraße 1
A-1130 Wien

TUMOREN DES NERVENSYSTEMS

I. Neuroepitheliale Tumoren

Sammelbezeichnungen

D: Gliom
E: Glioma

Sammelbegriff für Tumoren, die sich histogenetisch von der Neuroglia ableiten. Darunter fallen die Astrozytome, Oligodendrogliome, Oligo-Astrozytome sowie Ependymome und Glioblastome.

Im engeren Sinne wird der Begriff Gliom verwendet für die differenzierten, von der WHO als Grad II („semi-benigne") eingestuften Astrozytome, Oligodendrogliome und Ependymome. Für die malignen Varianten wird der Begriff →anaplastisches Gliom verwendet.

D: Anaplastisches Gliom
E: Anaplastic glioma

Synonym: Malignes Gliom

Sammelbegriff für anaplastische (maligne) →Gliome. Dazu gehören die von der WHO als Grad III („maligne") eingestuften anaplastischen Astrozytome, Oligodendrogliome, Oligo-Astrozytome sowie Ependymome. Ferner gehört in diese Gruppe das Glioblastoma multiforme mit seinen Varianten, obwohl in der WHO-Klassifikation von 1979 das Glioblastom in einer Gruppe mit den embryonalen Tumoren aufgeführt wurde.

1. Tumoren der Astroglia

D: Astrozytom
E: *Astrocytoma*

Synonym: Astrozytäres Gliom

Sammelbegriff für Tumoren der Astroglia. Im engeren Sinne verwendet für die differenzierten Astrozytome wenn eine Einordnung in den fibrillären, protoplasmatischen oder gemistozytischen Typ nicht möglich ist. Die differenzierten Astrozytome kommen in allen Abschnitten des zentralen Nervensystems vor, sind jedoch am häufigsten in den Großhirnhemisphären lokalisiert. Patienten im mittleren Lebensalter sind am häufigsten betroffen. Die Tumoren infiltrieren diffus, haben jedoch eine relativ langsame Wachstumstendenz. Von der WHO als Grad II („semi-benigne") eingestuft.

Histopathologisch lassen sich in differenzierten Astrozytomen fibrilläre, protoplasmatische oder gemistozytische Zellelemente nachweisen. Wenn einer dieser Zelltypen eindeutig überwiegt, wird die Diagnose des entsprechenden Subtyps gestellt.

D: Pilozytisches Astrozytom
E: Pilocytic astrocytoma

Synonyme: Piloides Astrozytom
Spongioblastom (irreführend)
Kleinhirn-Astrozytom (bei Lokalisation im Kleinhirn)
Optikus-Gliom (bei Lokalisation im N. opticus)

Tumor der Astroglia mit bevorzugtem Auftreten bei Kindern und Jugendlichen. Lokalisation in Mittellinien-nahen Strukturen wie Hirnstamm, Stammganglien, Nervus und Tractus opticus sowie in Kleinhirn und Rückenmark. Häufig Zystenbildung. Der Tumor infiltriert das angrenzende Hirngewebe, weist jedoch eine sehr langsame Wachstumstendenz auf. Prognose gut; maligne Transformation und meningeale Aussaat sehr selten. Von der WHO als Grad I („benigne") eingestuft.

Histopathologisch handelt es sich um einen zellarmen, faserreichen Tumor mit typischer Ausbildung von Rosenthal'schen Fasern und eosinophilen Körperchen (protein droplets). Auch bei prominenter Kernpolymorphie, Gefäßproliferation und Invasion des Subarachnoidalraums ist die Prognose im allgemeinen gut.

D: Fibrilläres Astrozytom
E: Fibrillary astrocytoma

Differenzierter Tumor der Astroglia, der in allen Abschnitten des Zentralnervensystems, bevorzugt in den Großhirnhemisphären, vorkommt. Diffuse Infiltration des umgebenden Hirngewebes, vielfach unter Erhaltung präexistenter Strukturen (Rinde, Capsula interna, etc.). In der Regel keine Liquor- oder Fernmetastasen. Von der WHO als Grad II („semibenigne") eingestuft.

Histopathologisch isomorpher Tumor mit geringer Zelldichte und kleinen, runden Kernen ohne abgrenzbares Zytoplasma. Bildung eines dichten Gliafasernetzes, in dem sich immunhistochemisch saures Gliafaserprotein (GFAP) gleichmäßig und relativ stark darstellt. Häufig kleinzystische Auflockerung der Matrix. Daneben auch größere, mit klarer Flüssigkeit gefüllte Zysten. Mitosen sind sehr selten. Trotz der Infiltration der benachbarten Hirnstrukturen wächst der Tumor in der Regel langsam.

D: Protoplasmatisches Astrozytom
E: *Protoplasmic astrocytoma*

Differenzierter Tumor der Astroglia, der vorwiegend in der Großhirnhemisphäre vorkommt. Auftreten meist im mittleren Lebensalter. Diffuse Infiltration der benachbarten Hirnstrukturen. In der Regel keine Liquor- oder Fernmetastasen. Von der WHO als Grad II („semi-benigne") eingestuft. Relativ langsame Wachstumstendenz.

Histopathologisch unterscheidet sich das protoplasmatische Astrozytom vom fibrillären Subtyp durch einen deutlich erkennbaren schmalen Zytoplasmasaum. Immunhistochemisch geringgradige Expression von saurem Gliafaserprotein (GFAP); insbesondere bildet sich kein GFAP-positives Gliafasernetz. Die Kerne sind rund, chromatinreich, isomorph. Mitosen sind sehr selten. Deutliche Neigung zu kleinzystischer Degeneration. Keine Tumorgewebsnekrosen. Keine pathologische Gefäßproliferation.

D: Gemistozytisches Astrozytom
E: *Gemistocytic astrocytoma*

Synonym: Gemistozytom

Differenzierter Tumor der Astroglia, bevorzugt im mittleren Lebensalter auftretend und in den Großhirnhemisphären lokalisiert. Sehr selten Liquormetastasen, keine Fernmetastasen. Im Vergleich zum →fibrillären und →protoplasmatischen Astrozytom größere Tendenz zur Entdifferenzierung mit Übergang in ein →anaplastisches Astrozytom. Von der WHO als Grad II („semi-benigne") eingestuft.

Histopathologisch charakterisiert durch großleibige, neoplastische Astrozyten mit exzentrischen, randständigen Kernen und breitem, leicht eosinophil tingiertem Zytoplasma. Kerne chromatinreich, gelegentlich mit Neigung zur Polymorphie. Nicht selten zwei- und mehrkernige Zellen. Immunhistochemisch starke Expression von saurem Gliafaserprotein (GFAP) sowohl im Perikarion als auch in den Zellfortsätzen. Häufig perivaskuläre lymphozytäre Infiltrate. Keine Tumorgewebsnekrosen. Keine pathologische Gefäßproliferation. Im Vergleich zum →protoplasmatischen und →fibrillären Astrozytom geringere Neigung zur Bildung von Zysten, jedoch häufiger sekundäre Malignisierung.

D: Anaplastisches Astrozytom
E: *Anaplastic astrocytoma*

Synonyme: Malignes Astrozytom
Polymorphes Astrozytom

Tumor der Astroglia, der in allen Abschnitten des Zentralnervensystems vorkommt, bevorzugt in den Großhirnhemisphären. Diffuse Infiltration des umgebenden Hirngewebes. Selten Fern- oder Liquormetastasen. Bevorzugtes Auftreten im mittleren und höheren Lebensalter. Von der WHO als Grad III („maligne") eingestuft.

Im Gegensatz zu den differenzierten Astrozytomen finden sich histopathologisch eine erhöhte mitotische Aktivität, Kernpolymorphie, Gefäßproliferation und Einzelzellnekrosen. Auftreten flächenhafter oder strichförmiger Nekrosen spricht für Übergang in ein →Glioblastoma multiforme.

D: Subependymales Riesenzell-Astrozytom
E: *Subependymal giant cell astrocytoma*

Synonyme: Subependymäres Riesenzell-Astrozytom
Subependymales großzelliges Astrozytom
Ventrikeltumor bei tuberöser Sklerose

Tumor der Astroglia mit bevorzugter periventrikulärer Lokalisation, am häufigsten am Boden der Seitenventrikel. Intraventrikuläre Ausdehnung, gelegentlich mit Blockade des Foramen Monroi. Betroffen sind in der Regel junge Patienten mit →tuberöser Sklerose. Keine Liquor- oder Fernmetastasen. Fast immer kommt es zu ausgedehnten Verkalkungen, die bei Vorliegen eines Adenoma sebaceum röntgendiagnostisch die Diagnose einer tuberösen Sklerose (Bourneville-Pringle-Syndrom) erlauben. Von der WHO als Grad I („benigne") eingestuft; keine anaplastische Variante.

Histopathologisch dominieren großleibige, fusiforme Zellen mit unterschiedlich ausgeprägter astrozytärer, gelegentlich auch neuronaler Differenzierung. Trotz der ausgeprägten Zellpolymorphie ist die Wachstumstendenz gering.

D: Pleomorphes Xantho-Astrozytom
E: *Pleomorphic xantho-astrocytoma*

Synonym: Meningozerebrales Xantho-Astrozytom

Tumor der Astroglia mit bevorzugter Lokalisation in der Großhirnrinde und extensiver Infiltration der Leptomeningen. Kinder und Jugendliche sind bevorzugt betroffen. Trotz deutlicher Zell- und Gewebspolymorphie mit bizarr strukturierten Riesenzellen gilt die Prognose als relativ günstig; einzelne Fälle mit raschem Verlauf wurden beobachtet.

Histopathologisch große fettspeichernde (xanthomatöse) Tumorzellen, die von einem Retikulinfasernetz umgeben sind und eine mesodermale Geschwulst vortäuschen können. Dieser Tumortyp muß differentialdiagnostisch von intrakraniellen Fibroxanthomen mesodermalen Ursprungs abgegrenzt werden, die im Gegensatz zum pleomorphen Xantho-Astrozytom keine Expression von saurem Gliafaserprotein (GFAP) aufweisen.

D: Gliofibrom
E: *Gliofibroma*

Sehr seltener Tumor mit neuroektodermaler und mesenchymaler Differenzierung. Es ist bisher nicht geklärt, ob es sich um Gliome mit mesenchymaler Differenzierung oder um gliös-mesenchymale Mischtumoren handelt.

D: Astroblastom
E: *Astroblastoma*

Sehr seltener Tumor der Astroglia; als Entität umstritten. Als astroblastisch bezeichnet man histopathologisch eine radiäre Anordnung neoplastischer Astrozyten um Gefäße, analog den Pseudo-Rosetten des Ependymoms. Wenn solche Strukturen histopathologisch im Vordergrund stehen, stellen einige Autoren die Diagnose eines Astroblastoms. Astroblastische Formationen werden jedoch gelegentlich auch in →anaplastischen Astrozytomen und →Glioblastomen beobachtet.

Anmerkung: Die deutschsprachige Arbeitsgruppe ist der Auffassung, daß dieser Begriff überflüssig ist.

2. Tumoren der Oligodendroglia

D: Oligodendrogliom
E: *Oligodendroglioma*

Synonym: Oligodendrozytom

Sammelbegriff für Tumoren der Oligodendroglia. Nach Histopathologie und biologischer Wertigkeit lassen sich isomorphe und anaplastische Oligodendrogliome unterscheiden. Patienten im mittleren Lebensalter sind am häufigsten betroffen. Oligodendrogliome können in allen Abschnitten des Zentralnervensystems vorkommen. Vorzugssitz sind die Großhirnhemisphären, insbesondere Frontallappen und Stammganglien (Thalamus). Diffuse Infiltration des angrenzenden Hirngewebes.

Im engeren Sinne wird der Begriff Oligodendrogliom für die isomorphe Variante gebraucht, die eine langsame Wachstumstendenz mit meist mehrjähriger Anamnese zeigt. Von der WHO als Grad II („semibenigne") eingestuft.

Histopathologisch isomorpher, kapillarreicher Tumor mit Ausbildung sogenannter Honigwaben-Strukturen. Häufig Invasion des Subarachnoidalraums. Fast regelmäßig Auftreten ausgedehnter Verkalkungen, besonders in der Infiltrationszone.

D: Anaplastisches Oligodendrogliom
E: *Anaplastic oligodendroglioma*

Synonyme: Malignes Oligodendrogliom
Polymorphes Oligodendrogliom

Tumor der Oligodendroglia mit deutlichen Zeichen der malignen Transformation. Bevorzugt betroffen sind Patienten im mittleren Lebensalter. Rasches infiltratives Wachstum mit Einbruch in den Subarachnoidalraum ist typisch. Gelegentlich Liquormetastasen; sehr selten Fernmetastasen. Von der WHO als Grad III („maligne") eingestuft.

Histopathologisch Zeichen der Entdifferenzierung, oftmals mit Fehlen sogenannter Honigwaben-Strukturen. Typisch sind erhöhte Kernpolymorphie, mitotische Aktivität, Kapillarproliferationen und Einzelzellnekrosen sowie Vorkommen mehrkerniger Riesenzellen. Bei Auftreten flächenhafter und strichförmiger Nekrosen ist ein Übergang in ein →Glioblastoma multiforme anzunehmen.

D: Oligo-Astrozytom
E: Mixed oligo-astrocytoma

Synonyme: Oligodendro-Astrozytom
Isomorphes Mischgliom
Gemischtes Oligo-Astrozytom

Hirneigener Tumor, bei dem sich neoplastische Astro- und Oligodendroglia nachweisen läßt. In der Mehrzahl der Fälle sind diese Tumorkomponenten voneinander abgegrenzt. Bevorzugt betroffen sind Patienten des mittleren Lebensalters. Vorzugssitz sind die Großhirnhemisphären. Biologische Wertigkeit wie bei differenzierten Astrozytomen und Oligodendrogliomen. Von der WHO als Grad II („semi-benigne") eingestuft.

D: Anaplastisches Oligo-Astrozytom
E: *Anaplastic mixed oligo-astrocytoma*

Synonyme: Malignes Oligo-Astrozytom
Anaplastisches Oligodendro-Astrozytom
Anaplastisches Mischgliom

Anaplastisches Gliom mit oligodendroglialen und astrozytären Tumorkomponenten. Gegenüber der isomorphen Variante rasches Wachstum, erhöhte mitotische Aktivität, Gewebs- und Zellpolymorphie. Die biologische Wertigkeit entspricht der des anaplastischen Oligodendroglioms bzw. des anaplastischen Astrozytoms. Von der WHO als Grad III („maligne") eingestuft. Bei Auftreten flächenhafter und strichförmiger Gewebsnekrosen ist Übergang in ein →Glioblastoma multiforme anzunehmen.

3. Glioblastome

D: Glioblastoma multiforme
E: *Glioblastoma multiforme*

Häufigster maligner Tumor des Zentralnervensystems. Bevorzugt betroffen sind Patienten im 5. bis 7. Lebensjahrzehnt. Charakteristisch sind kurze Anamnese, rasche Wachstumstendenz und eine mittlere postoperative Überlebenszeit von weniger als einem Jahr. Vorzugslokalisationen sind Großhirnhemisphäre und Balken (Schmetterlingsgliom), gelegentlich multizentrisch. Die Histogenese ist umstritten. Anders als der Name suggeriert, nimmt man eine Entstehung aus differenzierter Glia, vorwiegend aus Astrozyten an. Ein Teil der Glioblastome entsteht sekundär aus anaplastischen Astrozytomen, Oligodendrogliomen oder Ependymomen. Gelegentlich Liquormetastasen, sehr selten Fernmetastasierung. Von der WHO als Grad IV („maligne") eingestuft.

Makroskopisch und histopathologisch ist der Tumor gekennzeichnet durch Gewebs- und Zellpolymorphie mit strichförmigen und flächenhaften Tumorgewebsnekrosen, ausgeprägte Gefäßproliferation und diffuse Infiltration des benachbarten Hirngewebes.

D: Glioblastom mit sarkomatöser Komponente
E: *Glioblastoma with sarcomatous component*

Synonyme: Gliosarkom
Gliös-sarkomatöser Mischtumor

Seltene Variante des Glioblastoma multiforme mit gleicher Vorzugslokalisation und Altersprädilektion. Histopathologisch lassen sich neben neoplastischer Glia auch transformierte mesodermale Anteile nachweisen, die sich vermutlich aus dem Gefäßendothel entwickeln. Definitionsgemäß sind gliale und mesodermale Komponenten neoplastisch und deshalb von Glioblastomen mit reaktiver Kapillarproliferation abzugrenzen. Für Gliosarkome, deren gliöser Anteil dem Bild eines → Riesenzellglioblastoms entspricht, wurde früher der Begriff monstrozelluläres Sarkom verwendet. Dieser Terminus gilt heute als obsolet, da die großzellige Komponente saures Gliafaserprotein (GFAP) exprimiert, d.h. astrozytären Ursprungs ist.

D: Riesenzellglioblastom
E: *Giant cell glioblastoma*

Synonym: Riesenzelliges Glioblastom

Morphologische Variante des Glioblastoma multiforme, gekennzeichnet durch einen sehr hohen Anteil mehrkerniger, bizarr geformter Riesenzellen, die mehrheitlich saures Gliafaserprotein (GFAP) exprimieren. Trotz der ausgeprägten Zellpolymorphie ist die Prognose bei dieser Variante auch wegen der besseren Abgrenzung gegenüber dem umgebenden Hirngewebe günstiger als beim →Glioblastoma multiforme. Die Vorzugslokalisation entspricht dem des Glioblastoma multiforme (Großhirnhemisphären); eine eindeutige Bevorzugung von Patienten in höherem Lebensalter liegt jedoch nicht vor. Für Riesenzellglioblastome mit sarkomatöser Komponente wurde früher der Begriff monstrozelluläres Sarkom verwendet. Dieser Terminus gilt heute als obsolet, da die großzellige Komponente saures Gliafaserprotein (GFAP) exprimiert, d. h. astrozytären Ursprungs ist.

D: Gliomatosis cerebri
E: Gliomatosis cerebri

Synonym: Diffuse Gliomatose

Diffuse Infiltration des Zentralnervensystems durch neoplastische Glia. Ausdehnung vielfach auf beide Hemisphären, Hirnstamm und Kleinhirn. Betroffen sind Patienten im mittleren und höheren Lebensalter.

Die Tumorzellen sind meist undifferenziert, so daß eine eindeutige Zuordnung zur Astroglia oder Oligodendroglia in der Regel nicht möglich ist. Die Abgrenzung gegenüber einem diffus infiltrierenden →anaplastischen Gliom kann schwierig sein, da bei der Gliomatosis cerebri herdförmig alle histopathologischen Kriterien des Glioblastoma multiforme erfüllt sein können.

4. Tumoren des Ependyms und des Plexus chorioideus

D: Ependymom
E: *Ependymoma*

Sammelbegriff für Tumoren des Ependyms. Vorzugslokalisation sind das Ventrikelsystem bzw. das periventrikuläre Hirngewebe, ferner Rückenmark und Cauda equina. Jugendliche und Personen im mittleren Lebensalter sind bevorzugt betroffen. Bei der anaplastischen Variante kommen Liquor- und Fernmetastasen vor.

Im engeren Sinne wird der Begriff Ependymom für die differenzierten Tumoren des Ventrikelependyms verwendet. Diese Tumoren wachsen bevorzugt intraventrikulär. Sie haben eine langsame Wachstumstendenz, führen jedoch häufig zu Liquorabflußstörungen. Von der WHO als Grad I oder II („benigne", „semi-benigne") eingestuft.

Histopathologisch typische Ausbildung perivaskulärer kernfreier Räume (sog. Pseudo-Rosetten).

D: Anaplastisches Ependymom
E: *Anaplastic ependymoma*

Synonyme: Malignes Ependymom
Ependymoblastom (irreführend)

Tumor des Ependyms, der gegenüber dem klassischen Ependymom durch rasches Wachstum, erhöhte Mitoserate, Kernpolymorphie und invasives Wachstum gekennzeichnet ist. Wachstumsrichtung weniger intraventrikulär als in das umgebende Hirngewebe. Vielfach ausgedehnte Verkalkungen. Häufig Metastasierung über den Liquor cerebrospinalis, gelegentlich Fernmetastasen. Jugendliche und junge Erwachsene sind am häufigsten betroffen. Von der WHO als Grad III („maligne") eingestuft.

Dieser Tumor muß histopathologisch abgegrenzt werden von → primitiven neuroektodermalen Tumoren mit ependymaler Differenzierung.

D: Papilläres Ependymom
E: *Papillary ependymoma*

Seltene Variante des →Ependymoms, histopathologisch gekennzeichnet durch Ausbildung papillärer Strukturen. Bevorzugte Lokalisation sind 4. Ventrikel und Kleinhirnbrückenwinkel. Geringe Wachstumstendenz. Differentialdiagnostisch kann die Abgrenzung gegenüber einem → Plexuspapillom schwierig sein.

D: Myxopapilläres Ependymom
E: *Myxopapillary ependymoma*

Dieser Tumor kommt fast ausschließlich im Bereich der Cauda equina vor und nimmt seinen Ausgang vom Filum terminale bzw. Conus medullaris. Geringe Wachstumstendenz, jedoch Infiltration benachbarter Strukturen. Von der WHO als Grad I („benigne"), seltener als Grad II („semi-benigne") eingestuft.

Histopathologisch typische radiäre Anordnung der Tumorzellen um hyalines Bindegewebe. Vielfach myxoide Degeneration.

D: Ependymom des Foramen Monroi
E: *Ependymoma of the foramen Monroi*

Tumor des Ependyms im Bereich des Foramen Monroi. Diese Variante des Ependymoms wächst intraventrikulär und führt häufig zu einer Liquorblockade. Nach Resektion gute Prognose. Betroffen sind häufig Patienten im mittleren Lebensalter.

Histopathologisch ist der Tumor charakterisiert durch ein isomorphes Gewebsbild, ohne Hervortreten der für Ependymome typischen perivaskulären Pseudo-Rosetten. Deshalb gelegentlich schwierige Abgrenzung gegenüber →Oligodendrogliomen und →zentralen Neurozytomen.

D: Subependymom
E: *Subependymoma*

Synonyme: Subependymales Gliom
Subependymales glomeruläres Astrozytom

Benigner Mischtumor des Ependyms und der subependymalen Glia. Bevorzugte Lokalisationen sind 4. Ventrikel und Seitenventrikel. Wachstumsrichtung stets intraventrikulär. Wachstumstendenz sehr gering. Von der WHO als Grad I („benigne") eingestuft. Keine anaplastische Variante.

Histopathologisch ist der Tumor gekennzeichnet durch Nester aus isomorphen Ependymzellen in einer faserreichen astrozytären Matrix. Vielfach kleinzystische Degeneration.

D: Plexuspapillom
E: *Choroid plexus papilloma*

Synonym: Papillom des Plexus choroideus

Gutartiger intraventrikulärer Tumor des Plexus chorioideus. Bevorzugte Lokalisationen sind Seitenventrikel (Trigonum) und 4. Ventrikel, seltener 3. Ventrikel. Der Tumor bleibt meist auf das Ventrikellumen beschränkt. Unter den im ersten Lebensjahr diagnostizierten Hirntumoren ist das Plexuspapillom am häufigsten. Sehr selten Liquor-, nie Fernmetastasen. Von der WHO als Grad I („benigne") eingestuft.

Histopathologisch handelt es sich um einen hoch differenzierten, papillären Tumor, der vom normalen Plexusepithel kaum zu unterscheiden ist. Differentialdiagnostisch kann die Abgrenzung gegenüber einem →papillären Ependymom schwierig sein.

D: Anaplastisches Plexuspapillom
E: *Anaplastic choroid plexus papilloma*

Synonyme: Plexus-Karzinom
Malignes Plexuspapillom

Seltene maligne Variante des →Plexuspapilloms, klinisch gekennzeichnet durch rasches Wachstum und gelegentliche Infiltration des umgebenden Hirngewebes. Häufig Liquormetastasen, keine Fernmetastasen. Von der WHO als Grad III – IV („maligne") eingestuft.

Histopathologisch Zeichen der malignen Transformation mit erhöhter mitotischer Aktivität, Kern- und Zellpolymorphie sowie vielfach Verlust der papillären Architektur.

5. Neuronale Tumoren

D: Gangliozytom
E: *Gangliocytoma*

Synonyme: Ganglienzellgeschwulst
Ganglioneurom (irreführend, falsch)

Seltener neuronaler Tumor, der aus differenzierten Ganglienzellen besteht, die in eine lockere, nicht-neoplastische gliöse Matrix eingebettet sind. Bevorzugte Manifestation im ersten bis dritten Lebensjahrzehnt. Häufig im mediobasalen Temporallappen, in der Zentralregion, im Hypothalamus oder am Boden des 3. Ventrikels lokalisiert. In der Regel langsam wachsender Tumor, der nicht metastasiert. Makroskopisch relativ scharf vom angrenzenden Hirnparenchym abgegrenzt, oft mit Verkalkungen und großen Zysten, die in erster Linie für den raumfordernden Charakter dieser Tumoren verantwortlich sind. Von der WHO als Grad I („benigne") eingestuft.

Histopathologisch vorwiegend atypische, große, gelegentlich doppelkernige Ganglienzellen; häufig prominentes mesenchymales Stroma und angiomatöse Gefäße.

Anmerkung: 1. Dieser Tumor kommt auch außerhalb des Zentralnervensystems vor, z. B. in der Nebenniere.
2. Die Abgrenzung gegenüber dem hypothalamischen →Ganglienzellhamartom ist schwierig.

D: Dysplastisches Kleinhirn-Gangliozytom
E: *Dysplastic cerebellar gangliocytoma*

Synonyme: Lhermitte-Duclos-Krankheit
Diffuse Gangliomatose des Kleinhirns
Purkinjeom

Sehr seltene →Gangliozytom-Variante im Kleinhirn, die dysplastischen Charakter hat und aus einer diffusen Ansammlung atypischer Ganglienzellen besteht, die morphologisch Ähnlichkeiten mit Purkinje-Neuronen aufweisen. Häufig Assoziation mit Fehlbildungen (z. B. Megalenzephalie, Hemihypertrophie, Leontiasis ossea). Die Krankheit tritt gelegentlich familiär auf und manifestiert sich im frühen Erwachsenenalter als raumfordernder Prozess im Bereich der hinteren Schädelgrube. Im allgemeinen gute Prognose; gelegentlich Spätrezidive.

D: Gangliogliom
E: *Ganglioglioma*

Synonyme: Ganglioglioneurom (irreführend)
Glioneuroblastom (irreführend)
Glioneurom (irreführend)

Seltener Tumor, der im Gegensatz zum →Gangliozytom neben neoplastischen Ganglienzellen auch neoplastische Astroglia oder Oligodendroglia enthält. Altersverteilung, Lokalisation und makroskopischer Aufbau entsprechen weitgehend dem der Gangliozytome. Meist langsam wachsende Tumoren; von der WHO als Grad I oder II („benigne", „semi-benigne") eingestuft; eine maligne Entartung des gliösen Tumoranteils kommt jedoch vor (→anaplastisches Gangliogliom).

Histopathologisch inhomogenes Bild: Areale, in denen neoplastische Ganglienzellen vorherrschen und in denen häufig eine auffällige Bindegewebsproliferation zu finden ist, wechseln ab mit Partien, die vorwiegend aus neoplastischen Gliazellen bestehen.

D: Anaplastisches Gangliogliom
E: *Anaplastic ganglioglioma*

Synonyme: Malignes Gangliozytom (obsolet)
Gangliocytoma malignum (obsolet)

Sehr seltene anaplastische Variante der →Gangliogliome mit Entdifferenzierung des gliösen Tumoranteils. Altersverteilung und Lokalisation wie bei den anderen Ganglienzelltumoren. Von der WHO als Grad III oder IV („maligne") eingestuft.

Histopathologisch entspricht das Bild weitgehend dem eines anaplastischen Glioms mit Zell- und Gewebspolymorphie, hoher Mitoserate, pathologischer Gefäßproliferation und Tumorgewebsnekrosen.

D: Neuroblastom
E: *Neuroblastoma*

Sammelbegriff für maligne, vorwiegend im Kindesalter auftretende Tumoren, die sich histogenetisch von unreifen Ganglienzellen (Neuroblasten) ableiten. Je nach Lokalisation lassen sich periphere (Sympathikus-Neuroblastome) und intrazerebrale Neuroblastome unterscheiden.

D: Ganglioneuroblastom
E: Ganglioneuroblastoma

Variante des zentralen Neuroblastoms, charakterisiert durch ein breites Spektrum unterschiedlich differenzierter Tumorzellen bis hin zur Ausbildung reifer Ganglienzellen. Von der WHO als Grad III („maligne") eingestuft.

D: Olfaktoriusneuroblastom
E: *Olfactory neuroblastoma*

Synonyme: Neurogener Olfaktoriustumor
Ästhesioneuroblastom
Olfaktorisches Neuroblastom

Seltene Variante der →Neuroblastome, die sich histogenetisch vermutlich von Vorläufern neuroepithelialer Zellen der Riechschleimhaut ableitet. Olfaktoriusneuroblastome sind intranasal oder in den Nasennebenhöhlen lokalisiert, seltener in der vorderen Schädelgrube oberhalb der Lamina cribrosa. Junge Erwachsene sind bevorzugt betroffen. Es handelt sich um strahlensensible Tumoren mit Neigung zur Infiltration benachbarter Strukturen. Lokalrezidive sind häufig. Lymphogene und hämatogene Metastasierung kommen vor.

D: Retinoblastom
E: *Retinoblastóma*

Häufigster maligner intraokularer Tumor des Kindesalters, der sich histogenetisch von den Photorezeptorzellen der Retina ableitet. Neben den meist einseitig auftretenden sporadischen Retinoblastomen gibt es auch uni- und bilaterale Retinoblastome mit autosomal dominantem Erbmodus. Gelegentlich in Kombination mit einem → Pineoblastom. Es handelt sich um strahlensensible Tumoren mit Tendenz zur lokalen Infiltration, lymphogenen und hämatogenen Metastasierung. Manifestation meist vor dem 2. Lebensjahr, selten konnatal.

Histopathologisch handelt es sich um einen zellreichen → primitiven neuroektodermalen Tumor (PNET) mit hoher mitotischer Aktivität. Photorezeptordifferenzierung und/oder Bildung echter Rosetten lassen sich nachweisen.

D: Zentrales Neurozytom
E: *Central neurocytoma*

Bisher selten beschriebener neuronaler Tumor. Bevorzugte Lokalisation sind dritter Ventrikel und Seitenventrikel, häufig Anheftung an Fornix, Septum pellucidum oder Balken. Klinische Manifestation meist im mittleren Lebensalter durch Hydrozephalus.

Histopathologisch gekennzeichnet durch eine uniforme Zellpopulation mit zentralständigen runden Kernen und hellem Zytoplasma in einer feinfibrillären Matrix. Ausgeprägte Tendenz zur Pseudorosettenbildung und Verkalkung. Die differentialdiagnostische Abgrenzung gegenüber →Ependymomen des Foramen Monroi und →Oligodendrogliomen ist schwierig.

6. Tumoren der Epiphyse

D: Pineoblastom
E: *Pineoblastoma*

Synonyme: Pinealoblastom
Malignes Pinealom (irreführend)

Seltener Tumor des Pinealisparenchyms mit bevorzugtem Auftreten im Kindes- und Jugendalter. Gleicht histopathologisch und in seiner biologischen Wertigkeit dem →Medulloblastom und gehört somit in die Gruppe der →primitiven neuroektodermalen Tumoren. Mit diesen Geschwülsten teilt das Pinealoblastom die rasche Wachstumstendenz, die Neigung zur Metastasierung über den Liquor cerebrospinalis und die Strahlenempfindlichkeit. Von der WHO als Grad IV („maligne") eingestuft.

Histopathologisch selten Differenzierung ähnlich einem →Retinoblastom.

D: Pineozytom
E: *Pineocytoma*

Synonyme: Pinealozytom
Pinealom (irreführend)
Isomorphes Pinealom (obsolet)

Seltener differenzierter Tumor des Pinealisparenchyms. Im Gegensatz zum → Pinealoblastom sind bevorzugt Erwachsene betroffen. Makroskopisch umschrieben mit langsamer Wachstumstendenz; selten Metastasierung über den Liquor cerebrospinalis. Klinisch steht die Kompression benachbarter Strukturen, insbesondere der Vierhügel-Region und des Aquädukts im Vordergrund. Von der WHO als Grad I - III („benigne", „semi-benigne", „maligne") eingestuft.

Histopathologisch isomorpher Tumor mit Rosetten. Gelegentlich neuronale, seltener gliöse Differenzierung möglich.

7. Embryonale Tumoren

D: Medulloepitheliom
E: *Medulloepithelioma*

Sehr seltener embryonaler Tumor des Kindesalters. Man vermutet, daß sich der Tumor histogenetisch vom primitiven Medullarepithel bzw. dem Neuralrohr ableitet. Nach Wachstumstendenz, infiltrativem Wachstum und Metastasierung über den Liquor cerebrospinalis sowie Strahlenempfindlichkeit gleicht er weitgehend den primitiven neuroektodermalen Tumoren vom Typ des Medulloblastoms. Von der WHO als Grad IV („maligne") eingestuft.

Histopathologisch charakterisiert durch tubulären Aufbau und papilläre Strukturen, die von einem mehrreihigen Epithel gebildet werden, das dem primitiven Medullarepithel sehr ähnlich ist. Vereinzelt wurde neuronale, gliale oder ependymale Differenzierung beobachtet. Differentialdiagnostisch kann die Abgrenzung gegenüber → anaplastischen Plexuspapillomen und → primitiven neuroektodermalen Tumoren mit ependymaler Differenzierung schwierig sein.

D: Primitiver neuroektodermaler Tumor (PNET)
E: *Primitive neuroectodermal tumour (PNET)*

Sammelbegriff für eine Gruppe maligner Tumoren bei Kindern und Jugendlichen, die sich im Zentralnervensystem histogenetisch von undifferenzierten Vorläuferzellen der periventrikulären Matrixzonen ableiten. Häufigster Sitz ist das Kleinhirn (Medulloblastom), seltener die Epiphyse (Pineoblastom), die Großhirnhemisphäre und das Rückenmark. Gemeinsame Merkmale sind rasches, infiltratives Wachstum mit Invasion des Subarachnoidalraumes und Neigung zur Metastasierung über den Liquor cerebrospinalis, ferner eine ausgeprägte Strahlensensibilität.

Histopathologisch handelt es sich um zellreiche Rundzell-Tumoren mit hoher mitotischer Aktivität. Wegen ihres Ursprungs aus einer multipotenten Vorläuferzellpopulation beobachtet man häufig eine neuronale Differenzierung mit Ausbildung neuroblastischer Rosetten bis hin zu reifen Ganglienzellen. Gliale und ependymale Differenzierung wird ebenfalls gelegentlich beobachtet.

D: Medulloblastom
E: *Medulloblastoma*

Häufigster maligner Tumor des Zentralnervensystems im Kindesalter. Bevorzugte Lokalisation im Kleinhirnwurm und 4. Ventrikel, seltener in den Kleinhirnhemisphären. Mit den übrigen primitiven neuroektodermalen Tumoren teilt das Medulloblastom die Neigung zu raschem, infiltrativem Wachstum mit Einbruch in den Subarachnoidalraum und Metastasierung über den Liquor cerebrospinalis. Fernmetastasen sind nicht selten. Altersgipfel um das 6. Lebensjahr. Jugendliche und Erwachsene können ebenfalls betroffen sein. Von der WHO als Grad IV („maligne") eingestuft.

Histopathologisch handelt es sich um zellreiche Tumoren mit hoher mitotischer Aktivität und infiltrativem Wachstum. Häufig läßt sich eine Tendenz zu neuronaler, seltener zu glialer und ependymaler Differenzierung nachweisen.

D: Desmoplastisches Medulloblastom
E: *Desmoplastic medulloblastoma*

Synonym: Umschriebenes Arachnoidalsarkom des Kleinhirns Foerster-Gagel (obsolet)

Desmoplastische Variante des →Medulloblastoms, die häufiger lateral in den Kleinhirnhemisphären lokalisiert ist und einen zum Jugendlichen- und Erwachsenenalter verlagerten Altersgipfel zeigt, gelegentlich mit einem günstigeren klinischen Verlauf. Von der WHO als Grad IV („maligne") eingestuft.

Histopathologisch ausgeprägte mesenchymale Komponente (Faserbildung) mit hellen Inseln von Tumorzellen ohne Retikulinfasernetz.

D: Melanotisches Medulloblastom
E: *Melanotic medulloblastoma*

Synonyme: Retinalanlage-Tumor
Melanotisches Progonom
Melanotischer Neuroektodermaltumor
Melanoameloblastom

Sehr seltener melanotischer neuroektodermaler Tumor des Kleinhirns im Kindesalters mit dem typischen Bild eines →primitiven neuroektodermalen Tumors. Er enthält herdförmig epitheliale, stark Melanin-haltige Anteile mit Ausbildung papillärer und tubulärer Strukturen. Hinsichtlich Lokalisation, Ausbreitung und Wachstum verhält er sich meist wie das →Medulloblastom. Es ist auch die Auffassung vertreten worden, daß es sich nicht um eine Variante des Medulloblastoms, sondern um die zerebrale Manifestation eines Typs von melanotischen neuroektodermalen Tumoren handelt, die bevorzugt in der Maxilla lokalisiert sind.

D: Medullomyoblastom
E: *Medullomyoblastoma*

Sehr seltene Variante des Medulloblastoms mit Ausbildung glatter oder quergestreifter Muskelfasern. Es ist bisher nicht entschieden, ob es sich bei diesem Tumor um ein →Teratom mit neuroektodermalen und mesodermalen Elementen oder um ein →Medulloblastom mit mesenchymaler Differenzierung handelt.

D: Primitives polares Spongioblastom
E: Primitive polar spongioblastoma

Synonym: Spongioblastoma polare

Sehr seltener Tumor des Kindes- und Jungendalters mit bevorzugter Lokalisation im Bereich des 3. und 4. Ventrikels. Wie bei anderen embryonalen Tumoren des Zentralnervensystems rasche Wachstumstendenz mit Invasion des Subarachnoidalraums und Metastasierung über den Liquor. Von der WHO als Grad IV („maligne") eingestuft.

Histopathologisch typische Anordnung der bipolaren Tumorzellen in Bändern mit Palisaden-ähnlicher Ausrichtung der Kerne. Die Histogenese ist nicht geklärt; eine Tendenz zur astrozytären Differenzierung wird gelegentlich beobachtet. Tumorareale mit dem histopathologischen Bild eines polaren Spongioblastoms finden sich gelegentlich auch in →Medulloblastomen und →pilozytischen Astrozytomen.

Anmerkung: Die deutschsprachige Arbeitsgruppe hält die Entität für umstritten.

II. Tumoren des peripheren Nervensystems

D: Neurinom
E: *Neurilemmoma*

Synonyme: Schwannom
Neurilemmom
Neurolemmom

Tumor des peripheren Nervengewebes, der sich histogenetisch von Schwannzellen ableitet; die Beteiligung neoplastischer Perineuralzellen wird diskutiert. Vorzugslokalisationen sind der N. acusticus sowie die Dorsalwurzeln der Spinalnerven. Patienten im mittleren Lebensalter sind am häufigsten betroffen. Es handelt sich um umschriebene Tumoren, die von einer bindegewebigen Kapsel umgeben sind, über der sich häufig Ausläufer des entsprechenden Nerven nachweisen lassen. Von der WHO als Grad I („benigne") eingestuft.

Histopathologisch dominieren spindelzellige Elemente, die in Strömen und Wirbeln angeordnet sind (Antoni A), vielfach mit Palisaden-Stellung der Kerne. Daneben finden sich faserarme, retikuläre Partien (Antoni B), oft mit regressiver Verfettung.

D: Anaplastisches Neurinom
E: *Anaplastic neurilemmoma*

Synonyme: Anaplastisches Schwannom
Anaplastisches Neurilemmom
Anaplastisches Neurolemmom

Maligne Variante des →Neurinoms in der Regel bei Patienten mit →Neurofibromatose v. Recklinghausen. Charakterisiert durch rasches Wachstum, vielfach mit Infiltration benachbarter Strukturen. Gelegentlich Fernmetastasen. Von der WHO als Grad III („maligne") eingestuft.

Histopathologisch Entdifferenzierung mit Verlust der typischen Architekturen sowie starker Zunahme der mitotischen Aktivität.

D: Anaplastisches Neurinom mit Rhabdomyoblastischer Differenzierung
E: *Anaplastic neurilemmoma with rhabdomyoblastic differentiation*

Synonym: Maligner Triton-Tumor

Sehr seltene Kombination eines →anaplastischen Neurinoms mit einem Rhabdomyosarkom. Vorkommen und biologisches Verhalten entsprechen dem →anaplastischen Neurinom. Es ist bisher nicht sicher entschieden, ob es sich um einen Schwannzelltumor mit mesenchymaler Differenzierung handelt oder ob sich die unterschiedlichen Tumorkomponenten aus einer gemeinsamen multipotenten Vorläuferzelle entwickeln.

Histopathologisch charakterisiert durch Rhabdomyoblasten mit Ausbildung quergestreifter Muskelfasern in einem anaplastischen Neurinom.

D: Neurofibrom
E: *Neurofibroma*

Synonyme: Plexiformes Neurofibrom (Teilform)
Diffuses Neurofibrom (Teilform)

Gutartiger Tumor des peripheren Nervengewebes, der aus neoplastischen Schwannzellen und Fibroblasten aufgebaut ist. Häufigstes Vorkommen im Rahmen der → Neurofibromatose v. Recklinghausen. Neben umschriebenen Neurofibromen sieht man beim Morbus Recklinghausen oft eine fusiforme Auftreibung peripherer Nerven (plexiformes Neurofibrom) oder ein diffuses intradermales Wachstum (diffuses Neurofibrom). Von der WHO als Grad I („benigne") eingestuft. Seltene Melanin-haltige Varianten sind bekannt.

Histopathologisch lassen sich zwei weitere Subtypen unterscheiden:
1. Pseudotastkörperchen-Neurofibrom mit Ausbildung Meissner'scher Tastkörper-Strukturen, 2. epitheloides Neurofibrom.

D: Anaplastisches Neurofibrom
E: *Anaplastic neurofibroma*

Synonyme: Neurofibrosarkom
Neurogenes Sarkom
Nervenscheidenmesenchymom

Anaplastische Variante des → Neurofibroms im Rahmen der → Neurofibromatose v. Recklinghausen. Diffuse Infiltration peripherer Nerven und angrenzender Strukturen. Von der WHO als Grad III - IV („maligne") eingestuft. Seltene Melanin-haltige Varianten sind beschrieben.

Histopathologisch ist das Bild gekennzeichnet durch eine maligne Transformation der mesodermalen Tumorkomponente mit Übergang in ein Sarkom.

D: Neuromuskuläres Hamartom
E: *Neuromuscular hamartoma*

Synonym: Benigner Triton-Tumor

Sehr seltene, meist multinoduläre Fehlbildung des peripheren Nervensystems. Fibröse Verdickung des perineuralen Gewebes mit Einschluß von differenzierter Skelettmuskulatur und Nervenfaszikeln in einer gemeinsamen Nervenscheide.

III. Tumoren der Meningen

1. Meningeome

D: Meningeom
E: *Meningioma*

Synonym: Leptomeningiom (obsolet)

Sammelbegriff für Tumoren, die sich histogenetisch von Arachnoidaldeckzellen oder der Tela chorioidea des Plexus chorioideus ableiten und gelegentlich multilokulär auftreten. Sie sind mit einem Anteil von ca. 15% der intrakraniellen Tumoren und 25 – 30% der spinalen Tumoren einer der häufigsten Tumortypen des Zentralnervensystems. Mit Ausnahme vereinzelter intraventrikulärer Tumoren sind Meningeome extrazerebral lokalisiert und häufig mit der Dura mater verwachsen. Prädilektionsorte sind Interhemisphärenspalt (Falx), Parasagittalregion, Tuberculum sellae, Keilbeinflügel, Olfactorius-Rinne, Tentorium und Kleinhirnbrückenwinkel. Bei spinalen Meningeomen ist die Thorakalregion besonders häufig betroffen. Meningeome manifestieren sich klinisch bevorzugt im mittleren und höheren Lebensalter und zeigen eine ausgeprägte Geschlechtsdisposition: Bei den intrakraniell lokalisierten Tumoren sind Frauen doppelt so häufig, bei den spinalen Meningeomen bis zu 10 mal häufiger betroffen als Männer.

Makroskopisch handelt es sich um vom Hirngewebe scharf abgegrenzte, knollige oder gelappte Tumoren von prall-elastischer bis derber Konsistenz. Gelegentlich kommt ein diffuses Wachstum entlang der knöchernen Strukturen der Hirnbasis oder Schädelkalotte vor (Meningeom en plaque). Meningeome zeigen eine Tendenz zur Infiltration und Penetration benachbarter mesenchymaler Gewebe (Dura mater, Schädelknochen, Muskulatur) selten des Hirns und des Rückenmarks. Es handelt sich mehrheitlich um langsam, überwiegend expansiv wachsende, benigne Tumoren. Rasch wachsende und anaplastische (maligne) Varianten kommen vor.

Histopathologisch handelt es sich um Tumoren mit zahlreichen morphologischen Varianten, die sich jedoch mit Ausnahme von zwei Subtypen (→hämangioperizytisches Meningeom und →papilläres Meningeom) und dem →anaplastischen Meningeom in ihrem biologischen Verhalten nicht unterscheiden.

D: Endotheliomatöses Meningeom
E: *Meningotheliomatous meningioma*

Synonyme: Meningotheliomatöses Meningeom
Arachnotheliomatöses Meningeom
Synzytiales Meningeom

Häufigster histopathologischer Subtyp der →Meningeome. Von der WHO als Grad I („benigne") eingestuft.
Histopathologisch handelt es sich um Tumoren mittlerer Zelldichte in synzytialem Verband mit geringer Mitosefrequenz. Die Zellkerne sind rund bis oval, von mittlerem Chromatinreichtum, oft zentral aufgehellt (Lochkerne). Vielfach Anordnung der Tumorzellen in kurzen Strömen und konzentrischen Formationen. Verkalkte Psammomkörper sind typisch, jedoch nicht obligatorisch. Retikulinfasern sind auf das gefäßführende Bindegewebe beschränkt.

D: Fibroblastisches Meningeom
E: Fibroblastic meningioma

Synonyme: Fibromatöses Meningeom
Fibröses Meningeom

Histopathologisch ist diese Variante der →Meningeome gekennzeichnet durch Fibroblasten-ähnliche, spindelige Tumorzellen mit elongierten Kernen. Die Tumoren verfügen über eine typische Gewebsarchitektur durch Anordnung der Tumorzellen in Strömen mit zahlreichen, auch parallel verlaufenden interzellulären Kollagenfasern. Von der WHO als Grad I („benigne") eingestuft.

D: Transitionales Meningeom
E: *Transitional meningioma*

Dieser Begriff umfaßt histopathologisch einerseits Tumoren mit charakteristischer Gewebsarchitektur aus konzentrischen Formationen sowie Wirbeln, die zentral hyalinisieren und verkalken (Psammomkörper), andererseits Tumoren mit gemischten Anteilen des endotheliomatösen und fibroblastischen Meningeoms (Mischtyp).

Anmerkung: Nach Auffassung der deutschsprachigen Arbeitsgruppe ist dieser Begriff entbehrlich.

D: Psammomatöses Meningeom
E: *Psammomatous meningioma*

Synonyme: Psammöses Meningeom
Psammom (obsolet)

Histopathologische Variante der →Meningeome mit ausgeprägten regressiven Veränderungen. Hyalinisierte Tumorareale mit dicht gelagerten Psammomkörpern herrschen vor, während das meningotheliomatöse Gewebe deutlich reduziert ist. Bevorzugt spinale Lokalisation bei Frauen in der 4.- 5. Lebensdekade. Von der WHO als Grad I („benigne") eingestuft.

D: Angiomatöses Meningeom
E: Angiomatous meningioma

Meningeom-Variante, deren histopathologischer Gewebsaufbau weitgehend dem des endotheliomatösen oder fibroblastischen Subtyps entspricht, jedoch zusätzlich über eine prominente vaskuläre Komponente mit zahlreichen Angiom-ähnlichen Gefäßen unterschiedlichen Kalibers verfügt. Von der WHO als Grad I („benigne") eingestuft.

D: Hämangioblastisches Meningeom
E: *Haemangioblastic meningioma*

Synonyme: Angioblastisches Meningeom
Hämangioblastom der Meningen

Benigner meningealer Tumor, dessen Lokalisation und makroskopischer Aufbau dem der übrigen →Meningeome gleicht und histopathologisch dem →kapillären Hämangioblastom des Kleinhirns (Lindau-Tumor) weitgehend entspricht. Das Tumorgewebe besteht aus einem dichten Netz von dünnwandigen Kapillaren und Spalträumen mit endothelialer Begrenzung, die durch größere, meist verfettete Zwischenzellen voneinander getrennt sind. Feinmaschiges Retikulinfasernetz, das jedoch gelegentlich kleinere solide Areale ausspart. Von der WHO als Grad I („benigne") eingestuft.

D: Hämangioperizytisches Meningeom
E: *Haemangiopericytic meningioma*

Synonym: Hämangioperizytom der Meningen

Tumor, dessen Lokalisation und makroskopischer Aspekt dem der endotheliomatösen Meningeome entspricht, in seinen histopathologischen und biologischen Charakteristika jedoch den extraneuralen Hämangioperizytomen zuzuordnen ist. Zellreicher solider Tumor mit ovalen bis polygonalen Tumorzellkernen und schlecht abgrenzbarem Zytoplasma. Im Vergleich zu anderen Meningeomen erhöhte Mitoserate sowie dichtes interzelluläres Retikulinfasernetz in allen Tumorabschnitten. Hinsichtlich des biologischen Verhaltens zeigen diese Tumoren eine größere Tendenz zu Rezidiven und lokaler Invasion. Es gibt in dieser Gruppe Formen mit niederer und selten auch hoher Malignität mit extrakraniellen Metastasen. Von der WHO als Grad II („semi-benigne") eingestuft.

Anmerkung: Die deutschsprachige Arbeitsgruppe ist der Meinung, daß viele hämangioperizytische Meningeome mit Grad II zu niedrig eingestuft sind.

D: Papilläres Meningeom
E: *Papillary meningioma*

Morphologische Variante der →Meningeome. Der histopathologische Aufbau läßt eine Tendenz zur radiären Anordnung der Tumorzellen um Gefäße erkennen. Dadurch gewinnt der Tumor einen papillären Aspekt, der gelegentlich mit Kernpleomorphie und erhöhter Mitoserate vergesellschaftet ist. Diese Tumoren neigen zu schneller Rezidivierung; Metastasierung in extraneurale Organe kommt vor. Von der WHO als Grad II - III („semi-benigne", „maligne") eingestuft.

D: Anaplastisches Meningeom
E: *Anaplastic meningioma*

Synonym: Malignes Meningeom

Seltener maligner Tumor, dessen makroskopischer Aspekt und histopathologischer Aufbau dem der benignen Meningeomvarianten ähnelt, der jedoch zytologische und histologische Zeichen der Entdifferenzierung aufweist. Während der lobuläre Aufbau in der Regel erhalten ist, zeigen diese Tumoren eine Tendenz zur Invasion des benachbarten Hirnparenchyms. Die Prognose ist bei chirurgischer Exstirpation relativ gut. Rezidive kommen jedoch häufig, Fernmetastasen vereinzelt vor. Von der WHO als Grad III („maligne") eingestuft.

Histopathologisch zeichnen sich anaplastische Meningeome durch eine erhöhte Zell- und Kernpolymorphie aus, ferner durch eine erhöhte Mitoserate und Tumorgewebsnekrosen. Dieser Typ muß differentialdiagnostisch von primären oder sekundären →meningealen Sarkomen abgegrenzt werden.

2. Meningeale Sarkome

D: Meningeales Sarkom
E: *Meningeal sarcoma*

Sammelbegriff für seltene, primär intrakranielle oder intraspinale maligne mesodermale Tumoren, die sich histogenetisch von mesenchymalen Zellelementen in den Meningen, Nerven- und Gefäßscheiden oder vom Periost ableiten. Die Mehrzahl dieser Tumoren ist extrazerebral bzw. extramedullär lokalisiert; intrazerebrale oder intraventrikuläre Tumoren kommen jedoch in seltenen Fällen vor. Meningeale Sarkome weisen einen Häufigkeitsgipfel im 1. Lebensjahrzehnt auf. Sie zeigen eine Tendenz zur Infiltration benachbarter mesodermaler Strukturen (insbesondere des Schädelknochens). Von der WHO als Grad III – IV („maligne") eingestuft.

Aufgrund makroskopischer und histopathologischer Kriterien werden verschiedene Subtypen (→ Fibrosarkome, → polymorphzellige Sarkome, → meningeale Sarkomatose) unterschieden.

Differentialdiagnostisch müssen meningeale Sarkome abgegrenzt werden gegenüber anaplastischen Meningeomen und anaplastischen gliösen Tumoren mit Infiltration der Meningen und desmoplastischer Reaktion.

D: Meningeales Fibrosarkom
E: Meningeal fibrosarcoma

Häufigster Subtyp der →meningealen Sarkome, der histopathologisch den Fibrosarkomen in anderen Körperregionen entspricht. Meningeale Fibrosarkome gehen häufig von der Dura aus und sind in der Regel gut abgegrenzt, liegen selten auch intrazerebral ohne Nachweis einer Verbindung zu den Meningen. Sie zeigen einen Häufigkeitsgipfel im 1. und 2. Lebensjahrzehnt, und treten gelegentlich als Bestrahlungsfolge nach längerem Zeitintervall auf. Von der WHO als Grad III oder IV („maligne") eingestuft.

Histopathologisch lange, parallel verlaufende Bündel von spindelig elongierten Zellen mit runden bis ovalen Kernen und variabler Retikulinfaser- und Kollagenbildung.

D: Polymorphzelliges meningeales Sarkom
E: Polymorphic meningeal sarcoma

Variante der →meningealen Sarkome, die ebenfalls gehäuft im Kindesalter auftritt und meist extrazerebral oder extramedullär lokalisiert ist. Von der WHO als Grad III oder IV („maligne") eingestuft.

Der histopathologische Aspekt wird durch kleine bis mittelgroße, wenig differenzierte Tumorzellen mit deutlicher Pleomorphie bestimmt. Der Gehalt an Retikulinfasern und kollagenem Bindegewebe ist variabel. Eine Infiltration des angrenzenden Hirn- oder Rückenmarkparenchyms findet bevorzugt entlang der perivaskulären Räume statt, mit charakteristischer Aussparung kleinerer Inseln von neuroepithelialem Gewebe.

Anmerkung: Die Eigenständigkeit des Begriffs ist umstritten.

D: Meningeale Sarkomatose
E: *Meningeal sarcomatosis*

Synonyme: Primäre meningeale Sarkomatose
Meningitis sarcomatosa (obsolet)

Diffuse Proliferation von neoplastisch transformierten mesenchymalen Zellen im Subarachnoidalraum bei Kindern und Jugendlichen. Die meningeale Sarkomatose ist gekennzeichnet durch multifokale oder kontinuierliche Ausbreitung entlang der Neuraxis, makroskopisch mit opaker weißlicher Trübung und Verdickung der weichen Häute. Es kann zu einer Ummauerung des gesamten Rückenmarkes kommen. Von der WHO als Grad III oder IV („maligne") eingestuft.

Histopathologisch handelt es sich um pleomorphe Zellen mit hyperchromatischen runden oder ovalen, oft gekerbten Kernen.

3. Primäre melanotische Tumoren

D: Neurokutane Melanose
E: *Neurocutaneous melanosis*

Dysplastisches Syndrom aus dem Formenkreis der Phakomatosen mit diffuser meningealer Proliferation melaninhaltiger Zellen in Kombination mit pigmentierten Riesennaevi der Haut und gelegentlicher Beteiligung des Auges. Die meningeale Komponente umfaßt ein breites Spektrum von zytologisch und biologisch benignen bis hin zu malignen Varianten und Übergang in ein malignes Melanom mit Infiltration des angrenzenden Hirnparenchyms, oft mit Liquorblockade. Die meisten Fälle manifestieren sich kongenital oder vor dem 2. Lebensjahr. Sie sind gelegentlich mit multiplen →Neurofibromen des peripheren Nervensystems assoziiert.

D: Meningeales Melanom
E: *Meningeal melanoma*

Synonyme: Primäres meningeales Melanom
Malignes Melanom der Meningen (Teilform)
Melanozytom der Meningen (Teilform)

Primär intrakranieller oder intraspinaler Tumor, der sich histogenetisch von Melanozyten der weichen Häute ableitet. Es handelt sich um umschriebene melanotische oder amelanotische Tumoren, die extrazerebral im Bereich der Meningen, jedoch vereinzelt auch intrazerebral lokalisiert sind. Sie können im Kindes- oder Erwachsenenalter auftreten, mit einem relativen Häufigkeitsgipfel im 4. Lebensjahrzehnt. Neben den malignen kommen gelegentlich gutartige Formen vor. Die Diagnose eines primären meningealen malignen Melanoms erfordert den Ausschluß eines extrakraniellen Primärtumors.

IV. Primäre maligne Lymphome

D: Maligne Lymphome des Zentralnervensystems
E: Malignant lymphomas of the central nervous system

Sammelbezeichnung für maligne Lymphome, die primär oder sekundär (metastatisch) das Zentralnervensystem befallen.

V. Gefäßtumoren

D: Hämangioblastom
E: *Haemangioblastoma*

Synonyme: Kapilläres Hämangioblastom
Lindau-Tumor

Benigner Gefäßtumor, der in allen Altersstufen vorkommen kann, aber einen Häufigkeitsgipfel im 3. bis 5. Lebensjahrzehnt aufweist. Hämangioblastome machen ca. 1% aller intrakraniellen Tumoren aus. Bevorzugter Sitz sind die Kleinhirnhemisphären, seltener Rückenmark und Hirnstamm (Dach des 4. Ventrikels). Eine supratentorielle Lokalisation wurde nur selten beobachtet. Makroskopisch handelt es sich um weiche, blaurote Tumoren mit größeren Zysten, die relativ scharf vom umgebenden Gewebe abgegrenzt sind. Entdifferenzierung oder Metastasierung ist nicht bekannt. Von der WHO als Grad I („benigne") eingestuft.

Histopathologisch gekennzeichnet durch ein dichtes Netz dünnwandiger Kapillaren und kapillärer Spalträume mit endothelialer Auskleidung. Zwischen den Gefäßen finden sich größere polygonale Zwischenzellen, die häufig eine Tendenz zur Lipidspeicherung aufweisen. Der Tumor verfügt über ein dichtes perizelluläres und perivaskuläres Retikulinfasernetz. Kombinationen mit Hämangioblastomen der Retina (→ von Hippel-Lindau-Syndrom), der Niere und des Pankreas sind häufig.

Spinale Hämangioblastome sind gelegentlich mit einer Syringomyelie kombiniert. Unabhängig von ihrer Lokalisation können Hämangioblastome einen erythropoetischen Faktor produzieren, der klinisch in seltenen Fällen mit einer Erythrozytämie einhergeht.

VI. Keimzelltumoren

D: Keimzelltumor des ZNS
E: Germ cell tumour of the CNS

Sammelbegriff für eine Gruppe intrazerebraler Tumoren bei Kindern und Jugendlichen, die sich histogenetisch von pluripotenten embryonalen Zellen ableiten. Außer undifferenzierten Tumoren (embryonales Karzinom, Germinom) kommen Varianten mit Ausbildung embryonaler (Teratom) oder extraembryonaler Strukturen (Chorionkarzinom, endodermaler Sinustumor) vor. Häufig handelt es sich um Kombinationstumoren mit unterschiedlich differenzierten Anteilen. Gemeinsames Merkmal ist die mittelliniennahe Lokalisation. Bevorzugter Sitz ist die Pinealisregion, seltener sind Keimzelltumoren suprasellär oder im dritten Ventrikel und sehr selten in der hinteren Schädelgrube oder im Spinalkanal lokalisiert.

Histopathologisch unterscheiden sich intrazerebrale Keimzelltumoren nicht von den entsprechenden Tumoren der Gonaden.

D: Germinom
E: *Germinoma*

Häufigster intrazerebraler maligner →Keimzelltumor. Bevorzugte Lokalisation in der Pinealisregion, seltener suprasellär oder im dritten Ventrikel. Germinome sind durch infiltratives Wachstum mit Invasion benachbarter Hirnstrukturen, des Ventrikelsystems oder des Subarachnoidalraums gekennzeichnet und besitzen eine ausgeprägte Strahlensensibilität. Klinische Manifestation meist im ersten Lebensjahrzehnt, gelegentlich mit Pubertas praecox. Deutliche Bevorzugung des männlichen Geschlechts. Von der WHO als Grad II („semi-benigne") bis III („maligne") eingestuft.

Histopathologisch sind Germinome identisch mit Seminomen des Hodens und Dysgerminomen des Ovars. Charakteristisch ist eine Mischpopulation aus großen Tumorzellen und Lymphozyten. Germinome können in reiner Form oder in Kombination mit anderen Keimzelltumoren vorkommen.

D: Embryonales Karzinom
E: *Embryonal carcinoma*

Seltener maligner →Keimzelltumor, der histopathologisch aus undifferenzierten kubischen oder hochzylindrischen epithelialen Zellen mit variabler Ausbildung adenoider Strukturen besteht, die häufig Alphafetoprotein (AFP) produzieren. Das embryonale Karzinom ist vielfach Anteil eines gemischten Keimzelltumors. Von der WHO als Grad IV („maligne") eingestuft.

D: Chorionkarzinom
E: *Choriocarcinoma*

Seltener maligner →Keimzelltumor, der intrazerebral fast ausschließlich als Bestandteil gemischter Keimzelltumoren vorkommt. Von der WHO als Grad IV („maligne") eingestuft.

Histopathologisch kennzeichnend ist die Differenzierung extraembryonaler trophoblastärer Strukturen (Zyto- und Synzytiotrophoblast). Diagnostisch wichtig ist die Produktion von Choriongonadotropin (β-HCG).

D: Endodermaler Sinustumor
E: *Endodermal sinus tumour; yolk sac tumour*

Synonym: Dottersacktumor

Seltener maligner → Keimzelltumor, der intrazerebral fast ausschließlich als Bestandteil gemischter Keimzelltumoren vorkommt und histopathologisch Ähnlichkeiten mit extraembryonalen Strukturen (endodermaler Sinus, Dottersack) aufweist. Von der WHO dem embryonalen Karzinom zugeordnet und als Grad IV („maligne") eingestuft.

Endodermale Sinustumoren zeigen histopathologisch einen sehr variablen Aufbau mit soliden und/oder zystisch-adenoiden Partien. Charakteristisch, aber nicht obligat vorhanden, sind glomeruloide Strukturen (Schiller-Duval-Körperchen). Die Tumorzellen produzieren Alphafetoprotein (AFP).

D: Teratom
E: *Teratoma*

Sammelbezeichnung für →Keimzelltumoren unterschiedlicher Dignität, die histopathologisch Gewebskomponenten aus allen Keimblättern enthalten können (epitheliale, mesenchymale, neuroektodermale Differenzierung). Intrakranielle Teratome sind bevorzugt in der Pinealisregion oder suprasellär lokalisiert, spinale Varianten meist in der Sakrokokzygealregion. Die klinische Manifestation weist einen Altersgipfel in der 1. und 2. Lebensdekade bei deutlicher Prädilektion des männlichen Geschlechts auf.

Makroskopisch handelt es sich um gut abgegrenzte Tumoren, häufig mit zystischen Arealen und Hämorrhagien. Histopathologisch müssen Varianten, die ausschließlich aus differenzierten, reifen Strukturen bestehen (benigne Teratome) von Teratomen mit unreifen oder undifferenzierten Gewebskomponenten („Teratokarzinome") unterschieden werden. Eine sekundäre Malignisierung benigner Teratome des Zentralnervensystems ist selten, die Kombination von Teratomen mit anderen Keimzelltumoren häufig.

VII. Mißbildungstumoren und Zysten

D: Kraniopharyngeom
E: *Craniopharyngioma*

Synonym: Erdheim-Tumor

Benigner epithelialer Tumor, der im Bereiche der Hirnbasis lokalisiert ist und wahrscheinlich von Zellresten des embryonalen Hypophysengangs ausgeht. Kraniopharyngeome sind supra-, seltener intrasellär lokalisiert, wobei die suprasellären Tumoren häufig in den Hypothalamus und 3. Ventrikel einwachsen. In allen Altersstufen vorkommend, manifestieren sie sich klinisch bevorzugt im 1. oder 2. Lebensjahrzehnt durch Kompression benachbarter Strukturen (Hypophyse, Chiasma opticum, Hypothalamus) oder Verschlußhydrozephalus. Kraniopharyngeome sind benigne, differenzierte, langsam wachsende Tumoren, die lokal rezidivieren können, jedoch nicht metastasieren. Makroskopisch handelt es sich um relativ scharf begrenzte, teils solide, teils zystische Tumoren mit ausgeprägter Tendenz zur Verkalkung und Verknöcherung.

Histopathologisch pathognomonisch sind kleinere solide Areale, Bänder und Brücken aus Basaliom-ähnlichen Epithelformationen oder mehrreihigem, gelegentlich abgeflachtem Plattenepithel, in Kombination mit einem lockeren mesenchymalen Stroma, das oft eine chronisch-entzündliche Reaktion aufweist. Ferner bestimmen regressive Veränderungen, Ablagerung von Cholesterinkristallen, abgeschilfertes Keratin und Zelldetritus das histopathologische Bild.

D: Granularzelltumor des ZNS
E: *Granular cell tumour of the CNS*

Synonyme: Granularzellmyoblastom des ZNS
Abrikossoff-Tumor des ZNS
Choristom (inkorrekt)
Infundibulom (obsolet)

Seltener benigner Tumor mit intrasellärer (Hypophysenstiel, Neurohypophyse), suprasellärer oder intrazerebraler Lokalisation. Bei intra- oder suprasellärem Sitz gelegentlich klinische Manifestation durch Kompression von Adenohypophyse, Chiasma opticum oder Hypothalamus. Von der WHO als Grad I („benigne") eingestuft.

Es handelt sich um umschriebene, lobuläre Tumoren von fester Konsistenz und homogenem Aufbau, die histopathologisch aus großen Zellen mit breitem, granulärem, PAS-positivem, eosinophilem Zytoplasma und kleinen uniformen, exzentrisch lokalisierten Kernen bestehen.

Anmerkung: Die Histogenese ist umstritten. Granularzelltumoren kommen auch in anderen Körperregionen vor, insbesondere im Muskel, in der Haut, in den Schleimhäuten des Verdauungskanals, in Orbita, Mamma, Larynx, Blase, Uterus, Vulva, Omentum, Retroperitoneum sowie im Epineurium kleinerer Nerven. In etwa 10% multiples Vorkommen.

D: Dermoid
E: *Dermoid cyst*

Synonym: Dermoid-Zyste

Zystische, dysontogenetische Läsion mit mittelliniennaher Lokalisation. Prädilektionsorte sind die Lumbosakralregion des Spinalkanals und die hintere Schädelgrube. Dermoide sind oft mit dysrhaphischen Fehlbildungen assoziiert und manifestieren sich klinisch meist in den ersten drei Lebensdekaden.

Im Gegensatz zum → Epidermoid enthält die Zystenwand Epidermis und Kutis mit Hautanhangsgebilden. Der Zysteninhalt besteht aus abgeschilfertem Plattenepithel, Keratin, Talg oder Haaren.

D: Epidermoid
E: *Epidermoid cyst*

Synonyme: Epidermoid-Zyste
Cholesteatom (obsolet)

Plattenepithelheterotopie durch dysontogenetische, sehr selten auch durch traumatische oder iatrogene Verlagerung von Epidermis. Epidermoide können intraossär (Diploe des Schädelknochens), intraspinal, intrakraniell oder intrazerebral (selten intraventrikulär) lokalisiert sein. Bei intrakranieller Lokalisation sind Kleinhirnbrückenwinkel und basaler Temporallappen bevorzugt. Epidermoide manifestieren sich klinisch meist im mittleren Lebensalter; eine Geschlechtsprädisposition ist nicht bekannt. Bei Entleerung des Zysteninhalts kann es zu einer bakteriellen Meningitis kommen.

Histopathologisch handelt es sich um scharf abgegrenzte Läsionen mit dünner Zystenwand aus verhornendem Plattenepithel und konzentrisch geschichtetem Inhalt aus Zelldetritus, abgeschilferten Hornlamellen und Cholesterinkristallen. Maligne Entartung ist sehr selten.

D: Lipom
E: *Lipoma*

Seltene benigne, intrakranielle oder intraspinale Läsion aus ektopem Fettgewebe. Intrakranielle Lipome bleiben klinisch meist asymptomatisch. Prädilektionsorte der Lipome sind Balkenregion (oft mit partieller oder kompletter Agenesie des Corpus callosum), Hypothalamus und Vierhügelregion. Spinale Lipome sind bevorzugt thorakal bzw. lumbosakral lokalisiert, vielfach in Kombination mit dysrhaphischen Fehlbildungen. Sie können sich klinisch durch Kompression angrenzender Strukturen manifestieren.

Histopathologisch finden sich neben reifem Fettgewebe oft Beimengungen von Bindegewebe und Muskulatur oder regressive Veränderungen mit schalenförmiger Verkalkung oder Verknöcherung.

D: Hypothalamisches Ganglienzellhamartom
E: *Hypothalamic neuronal hamartoma*

Synonym: Neurales Hamartom

Seltene, suprasellär lokalisierte neuronale Fehlbildung, die sich klinisch häufig im 1. Lebensjahrzehnt durch eine Pubertas praecox manifestiert. Hypothalamische Ganglienzellhamartome bestehen aus ektopem Hirngewebe mit rudimentärer Verbindung zum Tuber cinereum oder den Corpora mamillaria.

Sie sind histopathologisch aus grauer Substanz mit anomaler Zyto- und Histoarchitektur aufgebaut.

Anmerkung: Die histopathologische Abgrenzung von →Gangliozytomen des Hypothalamus ist schwierig.

D: Nasale Gliaektopie
E: *Nasal glial heterotopia*

Synonyme: Nasale Gliaheterotopie
Glioma nasale (obsolet)
Nasales Gliom (obsolet)

Seltene Fehlbildung, die aus intra- oder extranasal lokalisiertem, nicht neoplastisch transformiertem Hirngewebe besteht. Die nasale Gliaektopie ist häufig mit knöchernen Defekten der Lamina cribrosa assoziiert und kann klinisch durch eine Obstruktion des Naseninnenraums, seltener durch Rhinoliquorrhoe oder eine Meningitis in Erscheinung treten.

Histopathologisch handelt es sich um ein Konglomerat von gliösem und mesenchymalem Gewebe; seltene Varianten enthalten zusätzlich Ganglienzellen und Axone.

Anmerkung: Es bestehen fließende Übergänge zu vorderen dysraphischen Fehlbildungen (nasalen Enzephalozelen).

D: Kolloid-Zyste
E: *Colloid cyst of the third ventricle*

Synonyme: Foramen-Monroi-Zyste
Neuroepitheliale Zyste des dritten Ventrikels

Seltene epitheliale Zyste des dritten Ventrikels mit typischer Lokalisation in Höhe der Foramina Monroi und Anheftung am Velum interpositum oder Plexus chorioideus. Klinische Manifestation meist durch intermittierenden Hydrozephalus infolge Foramen-Monroi-Blockade.

Histopathologisch handelt es sich um dünnwandige Zysten mit amorphem Zysteninhalt von charakteristischer gallertartiger Konsistenz. Die dünne Zystenwand besteht aus fibrösem Gewebe und einer epithelialen Membran, der Zysteninhalt aus homogenem kolloidalen Material mit Zelldetritus und Cholesterinkristallen.

Anmerkung: Der Begriff Kolloid-Zyste wird ausschließlich für Zysten im vorderen Abschnitt des dritten Ventrikels und nicht für histopathologisch ähnlich aufgebaute Epithel- oder Ependym-Zysten anderer Lokalisation verwendet.

D: Zyste der Rathke-Tasche
E: *Rathke's cleft cyst*

Intraselläre Zyste, die sich histogenetisch von Resten der embryonalen Hypophysenhöhle (Rathke-Tasche) ableitet und meist von der Intermediär-Zone der Hypophyse ausgeht.

Histopathologisch handelt es sich um dünnwandige Zysten mit Auskleidung durch kubisches oder zylindrisches Epithel, die zu einer Druckatrophie der Adenohypophyse und Ausweitung der Sella turcica führen können. Maligne Entartung ist nicht bekannt.

D: Enterogene Zyste
E: *Enterogenous cyst*

Sehr seltene, meist im Spinalkanal lokalisierte, zystische Fehlbildung, die sich histogenetisch vermutlich vom Entoderm des Gastrointestinal- oder Bronchialtrakts ableitet und mit Wirbeldefekten und dysrhaphischen Fehlbildungen assoziiert ist. Enterogene oder (bronchogene) Zysten sind meist intradural lokalisiert und manifestieren sich klinisch als intraspinale Raumforderung.

Histopathologisch sind sie von hochzylindrischem schleimbildendem Epithel ausgekleidet.

D: Ependym-Zyste
E: *Ependyma-lined cyst*

Zystische Fehlbildung, die meist im Bereich des Hinterhorns der Seitenventrikel aber auch in deren Nachbarschaft sowie im Bereich des Zentralkanals des Rückenmarks lokalisiert ist. Meist Zufallsbefund ohne klinische Symptomatik.

Histopathologisch handelt es sich um Zysten, die mit Ependymzellen ausgekleidet sind.

D: Neurogliale Zyste
E: *Neuroglia-lined cyst*

Liquorgefüllte Zyste im Gehirn oder Rückenmark, deren Wand aus Gliafasern ohne Ependymzellen besteht.

D: Arachnoidal-Zyste
E: *Arachnoid cyst*

Synonym: Subarachnoidale Zyste

Meist solitäre, gelegentlich multiple leptomeningeale Zysten, die Liquor enthalten und mit dem Subarachnoidalraum nicht in Verbindung stehen. Diese Zysten können chronisch-raumfordernd wirken. Vorzugslokalisationen sind die Fissura Sylvii und die hintere Schädelgrube.

Ätiologisch kann es sich sowohl um eine Fehlbildung als auch um die Folge herdförmiger krankhafter Prozesse (Entzündung, Blutung) handeln.

VIII. Tumoren benachbarter Strukturen

D: Paragangliom
E: *Paraganglioma*

Sammelbegriff für Tumoren der neuroendokrinen sympathischen oder parasympathischen extraadrenalen Paraganglien im Kopf-, Hals-, Brust- oder Abdominalbereich. Paragangliome sind seltene Tumoren, die überwiegend im Erwachsenenalter auftreten. Häufigstes (parasympathisches) Paragangliom ist das sogenannte Chemodektom des Glomus caroticum. Seltenere Lokalisationen sind die Schädelbasis (Glomus jugulare) und der Spinalkanal (Cauda equina). Es kommen Paragangliome mit niederer, selten auch hoher Malignität mit lymphogener oder hämatogener Metastasierung vor.

D: Chordom
E: *Chordoma*

Seltener Tumor des axialen Skeletts, der sich histogenetisch aus Resten der Chorda dorsalis herleitet. Bevorzugte Lokalisation sphenookzipital (Clivus) oder sakrokokzygeal. Manifestation zwischen dem 20. und 50. Lebensjahr. Differenzierter Tumor, der jedoch infiltrativ wächst und chirurgisch nur unvollständig entfernt werden kann. Die klinische Prognose ist deshalb ungünstig.

Das histopathologische Bild ist charakterisiert durch lobuläre Anordnung großer vakuolisierter (sogenannter „physaliforer") Zellen mit mukoider interzellulärer Matrix.

D: Histiozytosis X
E: *Histiocytosis X*

Sammelbezeichnung für die Abt-Letterer-Siwe-Krankheit (Säuglingsretikulose), das → Hand-Schüller-Christian-Syndrom und das → eosinophile Granulom. Krankheitsbilder mit vorwiegender Manifestation am Skelettsystem unter Bevorzugung des Schädels („Landkartenschädel"), der Wirbelkörper und der platten Knochen. Sehnen, Gelenkkapseln, Sehnenscheiden und viszerale Organe können ebenfalls betroffen sein. Gelegentlich Infiltration in die Neurohypophyse.

Histopathologisch mit Knochendefekten einhergehende, granulomartige Infiltrate aus Histiozyten, Schaumzellen, Tuton-Riesenzellen, Lymphozyten, Plasmazellen und im Falle des eosinophilen Granuloms mit reichlich eosinophilen Granulozyten.

D: Hand-Schüller-Christian-Syndrom
E: *Schüller-Christian syndrome*

Synonyme: Hand-Schüller-Christian-Krankheit
Lipoid-Granulomatose (obsolet)
Xanthogranulomatose (obsolet)
Cholesteringranulomatose (obsolet)

Granulomatöse Erkrankung des histiozytären Gewebes unbekannter Ätiologie mit einem Häufigkeitsgipfel zwischen dem 2. und 5. Lebensjahr. Klinisch ist das Krankheitsbild gekennzeichnet durch die Trias Knochenveränderungen („Landkartenschädel"), Exophthalmus (bei einem Drittel der Fälle) und Diabetes insipidus; ferner xanthomatöse Einlagerungen am Augenfundus, ekzematoide Hautveränderungen sowie geistige und körperliche Retardierung.
Pathologisch-anatomisch siehe Histiozytosis X.

D: Eosinophiles Granulom
E: *Eosinophilic granuloma*

Synonym: Eosinophiles Knochen-Granulom

Herdförmige osteolytische Knochenmarkerkrankung aus dem Formenkreis der → Histiozytosis X mit häufiger Lokalisation in der Schädelkalotte. In einem Drittel der Fälle multilokuläres Auftreten. Vorwiegend betroffen sind männliche Jugendliche. Klinisch nicht selten symptomlos oder Nachbarschaftssymptome (z. B. Kopfschmerz). Nach chirurgischer Intervention ist die Prognose günstig. Rezidive kommen vor.

Pathologisch-anatomisch siehe Histiozytosis X.

Anmerkung: Nicht zu verwechseln mit dem Granuloma eosinophilicum faciei.

IX. Metastasen

D: Metastasen im ZNS
E: *Metastasis in the CNS*

Bei Metastasen im Zentralnervensystem sind Absiedlungen maligner Tumoren mit primär extraneuraler Lokalisation von ZNS-Metastasen hirneigener Tumoren zu unterscheiden. Bei ersteren stehen Karzinome (Bronchus-Ca, Mamma-Ca) und Melanome als Primärtumoren im Vordergrund. Liquormetastasen hirneigener Tumoren sind am häufigsten bei →Medulloblastomen und sonstigen →primitiven neuroektodermalen Tumoren (PNET), ferner beim →Germinom.

D: Meningeosis blastomatosa
E: Meningeal carcinomatosis

Synonyme: Meningeosis carcinomatosa (Teilform)
Meningeosis sarcomatosa (Teilform)
Meningeosis leucaemica (Teilform)

Sammelbezeichnung für meningeale Beteiligung bei Karzinomen, Sarkomen, Lymphomen und Leukämien. Klinisch initial meist Kopfschmerzen und Erbrechen, später Sensibilitätsstörungen und motorische Ausfälle der Hirnnerven und anderer peripherer Nerven.

D: Meningeosis leucaemica
E: *Leucaemic meningiosis*

Infiltration der Meningen bei Leukämie. Anfangs ohne klinisch-neurologische Symptomatik. Typische Symptome sind Abgeschlagenheit, Kopfschmerzen, Übelkeit, Erbrechen, Meningismus und Bewußtseinstrübung sowie epileptische Anfälle. Radikulopathien, Querschnittssyndrome und zentralnervöse Ausfälle kommen vor. Durch Liquorzytologie frühzeitig diagnostizierbar (leukämische Pleozytose).

Pathologisch-anatomisch diffuse oder herdförmige leukämische Infiltration der weichen Hirnhäute, der Nervenwurzeln, der Liquorräume, selten auch des Hypothalamus. Häufig kleine, disseminierte Blutungen, seltener epidurale und subdurale Hämorrhagien.

X. Erbliche neoplastische Syndrome

D: Neurofibromatose von Recklinghausen
E: *Von Recklinghausen neurofibromatosis*

Synonyme: Neurofibromatose Typ I
von Recklinghausen-Syndrom
Von Recklinghausen-Krankheit

Häufige, autosomal dominant vererbte Phakomatose mit Hautveränderungen (Pigmentanomalien, Café-au-lait-Flecken, Fibrome, Gefäßveränderungen), Iris-Hamartomen (Lisch-Knötchen) und multiplen Neurofibromen des peripheren Nervensystems. Häufig Kombination mit Optikusgliomen. Skelettveränderungen und dysraphische Störungen kommen ebenfalls vor. Diesem Typ der Neurofibromatose liegt ein Defekt auf Chromosom 17 zugrunde.

Pathologisch-anatomisch →Neurinom, →anaplastisches Neurinom, →Neurofibrom und →anaplastisches Neurofibrom.

D: Bilaterale Akustikus-Neurofibromatose
E: *Bilateral acoustic neurofibromatosis*

Synonyme: Neurofibromatose Typ II
Gardner-Turner-Syndrom

Seltene, autosomal dominant vererbte Manifestationsform der Neurofibromatose, verursacht durch einen genetischen Defekt auf Chromosom 22. Bilaterale Akustikus-Neurinome, die sich klinisch meist im 2. oder 3. Lebensjahrzehnt manifestieren mit Schwindel, Gleichgewichtsstörungen und Tinnitus. Fortschreitender Hörverlust bis zur Innenohrtaubheit, vergesellschaftet mit Parästhesien im Gesicht und motorischen Ausfällen in der von den Nn. facialis und abducens sowie von anderen Hirnnerven versorgten Muskeln mit Doppeltsehen, Heiserkeit, Schluckstörungen und Visusminderung.

Häufig Kombination mit anderen Tumoren des Zentralnervensystems (Gliome, Hamartome) und der Meningen (Meningeome) sowie mit → Neurofibromen des peripheren Nervensystems.

D: Tuberöse Sklerose
E: *Tuberous sclerosis syndrome*

Synonyme: Bourneville-Pringle-Syndrom
Morbus Bourneville-Pringle
Epiloia
Tuberöse Hirnsklerose
Tuberöse Sklerose-Komplex

Multisystem-Krankheit mit einer Vielzahl von dysplastischen Veränderungen in Haut, Nervensystem, Retina (Tumoren), Niere, Skelett und anderen Organen; den Phakomatosen und neurokutanen Syndromen zugeordnet. Kardinalsymptome sind Hautveränderungen (Adenoma sebaceum, hypopigmentierte Flecken, Chagrinlederflecken), epileptische Anfälle und geistige Retardierung.

Pathologisch-anatomisch kortikale Tubera mit monströsen Nerven- und Gliazellen bei gestörtem Rindenaufbau mit anomaler Myeloarchitektonik und ausgeprägter Fasergliose. Ferner multiple Ventrikeltumoren (→ subependymales Riesenzell-Astrozytom). Tumorartige Veränderungen auch in anderen Organen (z. B. Rhabdomyome des Herzens).

D: Sturge-Weber-Syndrom
E: *Sturge-Weber syndrome*

Synonyme: (Parkes)-Weber-Syndrom
Sturge-Weber-Dimitri-Syndrom
(Parkes)-Weber-Dimitri-Syndrom
Sturge-Syndrom
Morbus Sturge-Weber
Sturge-Weber-Krabbe-Syndrom
Kutaneo-zerebrales Angiom
Neuroangiomatosis encephalofacialis
Enzephalotrigeminale Angiomatosis
Hirn-Trigeminus-Angiomatosis-Syndrom
Angioma capillare et venosum calcificans Zülch

Angeborenes, meist dominant vererbtes Fehlbildungssyndrom mit unterschiedlicher Penetranz aus dem Formenkreis der Phakomatosen und neurokutanen Angiomatosen. Das voll ausbildete Syndrom ist gekennzeichnet durch einen meist halbseitigen Naevus flammeus im Innervationsgebiet des N. trigeminus, ein ipsilaterales Glaukom, Hydrophthalmus (Buphthalmus), ein Angiom der Chorioidea sowie verschiedene neurologische Störungen, fokale epileptische Anfälle und Oligophrenie. Gelegentlich Kombination mit Fehlbildungen anderer Organe und/oder anderen Phakomatosen.

Pathologisch-anatomisch herdförmige oder diffuse, einseitige leptomeningeale Angiomatose mit hyaliner Degeneration und ausgedehnten kortikalen Verkalkungen.

D: Von Hippel-Lindau-Syndrom
E: *Syndrome of Hippel-Lindau*

Synonyme: Retinozerebellare Angiomatose
Lindau-Tumor (Teilform)
Netzhautangiomatose
Angiomatosis retinae cystica
Angioreticulom Roussy-Oberling

Familiäres dysgenetisches Syndrom aus dem Formenkreis der Phakomatosen mit autosomal-dominantem Erbgang unterschiedlicher Penetranz. Multiple Gefäßmißbildungen mit Hämangioblastomen der Retina, des Kleinhirns und anderer Organe. Vielfach assoziiert mit Nieren- und Pankreaszysten, Nierenkarzinom und Phäochromozytom. Frauen sind häufiger betroffen als Männer.
Pathologisch-anatomisch Hämangioblastom.

D: Razemöse retinozerebrale Angiomatose
E: *Wyburn-Mason syndrome*

Synonyme: Bonnet-Dechaume-Blanc-Syndrom
Wyburn-Mason-Syndrom
Neuroretinoangiomatöses Syndrom

Hereditäre, einseitige Fehlbildung der Gefäße im Bereich der Retina und des Hirnstamms, gelegentlich auch der Gesichtshaut. Klinisch gekennzeichnet durch progrediente neurologische Symptomatik mit spastischen Paresen unterschiedlichen Schweregrades. Häufig Beeinträchtigung der Hirnnerven III, VI und VII, ferner vertikale Blickparese und Gesichtsfeldausfälle.

ANHANG:
DURCH TUMOREN AUSLÖSBARE KLINISCH-NEUROLOGISCHE SYNDROME

Bei der Diskussion der Nomenklatur der Tumoren des Nervensystems wurde von klinischer Seite gefordert, ergänzend zu den Tumorentitäten auch die Krankheitsbilder abzuhandeln, die durch das Auftreten dieser Tumoren ausgelöst werden.

Die hier vorgelegte Zusammenstellung berücksichtigt nur die 74 klinisch-neurologischen Ausfallssyndrome, die durch Tumor- oder Metastasenbefall des Nervensystems hervorgerufen werden können. Vollständigkeit für alle derartigen topographisch definierten neurologischen Syndrome wurde nicht angestrebt.

I. Großhirn, Kleinhirn, Hirnstamm, Hypophyse und Epiphyse

D: Frontalhirn-Syndrom
E: Frontal lobe syndrome

Synonyme: Frontallappen-Syndrom
Syndrom des Frontallappens
Stirnhirn-Syndrom
Stirnlappen-Syndrom

Sammelbezeichnung für kombinierte psychopathologische und neurologische Symptome bei Schädigungen des Frontalhirns. Epileptische Anfälle können Teil des klinischen Bildes sein (frontale Epilepsie). Teilsyndrome stellen das →Orbitalhirn-Syndrom und das →frontale Konvexitätssyndrom dar. Bei Beteiligung der Präzentralregion kontralaterale Lähmungen und Jackson-Anfälle.

D: Orbitalhirn-Syndrom
E: Orbital brain syndrome

Synonyme: Frontobasales Syndrom
Frontobasis-Syndrom

Psychopathologische Störung mit fehlendem Krankheitsbewußtsein und Wesensänderungen wie Distanzlosigkeit, Verlust ethisch-moralischer Hemmschwellen, Kritikschwäche, dysphorische Verstimmung, Antriebssteigerung oder -verlust, Witzelsucht und Polylalie. Hervorgerufen durch Schädigungen im Bereich der Stirnhirnbasis, meist verursacht durch Tumoren (z. B. Meningeome der Siebbeinplatte) oder Traumen der vorderen Schädelgrube.

D: Frontales Konvexitätssyndrom
E: Frontal convexity syndrome

Synonym: Präfrontales Konvexitätssyndrom

Psychopathologische Störung mit Antriebsmangel bis zu Akinese, allgemeiner Verlangsamung, Affektstörungen sowie intellektuellem Defizit. Hervorgerufen durch Schädigung (Trauma, Tumoren) der Frontalhirnkonvexität.

D: Syndrom des Gyrus praecentralis
E: Precentral lobe syndrome

Durch Läsionen im Gyrus praecentralis des Frontalhirns hervorgerufene kontralaterale schlaffe oder spastische Lähmungen, in der Regel assoziiert mit motorischen Jackson-Anfällen.

D: Mantelkanten-Syndrom
E: *Paracentral lobule syndrome*

Schädigung durch Kompression der Großhirnrinde in den oberen (parasagittalen) Anteilen des Gyrus centralis. Klinisch gekennzeichnet durch motorische oder motorisch/sensible Ausfälle des kontralateralen Beins. Bei beidseitigem Vorkommen Paraparese mit Blasenfunktionsstörungen. Meist verursacht durch parasagittale Meningeome oder Hirnmetastasen.

D: Corpus-callosum-Syndrom
E: *Split brain syndrome*

Synonyme: „Split-brain"-Syndrom
Diskonnektionssyndrom

Klinisches Syndrom mit komplexen psychopathologischen Störungen (Konzentrationsstörungen, Persönlichkeitsveränderungen, Psychosen) und neurologischen Ausfällen (kontralaterales Zwangsgreifen, Hemiparese, Apraxie). Es lassen sich drei Formen unterscheiden:
1. Schädigung vorderer Anteile des Corpus callosum (Genu) mit Apraxie der linken Hand; bei gleichzeitiger Schädigung von Frontalhirnanteilen zusätzlich kontralaterale Greifreflexe.
2. Schädigung des Truncus corporis callosi mit Schreibstörungen der linken Hand.
3. Schädigung des Splenium corporis callosi mit Alexie und homonymer Hemianopsie.

Bei raumfordernden Prozessen wird das klinische Bild dominiert durch intrakranielle Drucksteigerung, Wesensänderung und/oder generalisierte epileptische Anfälle.

D: Syndrom der Insula
E: Syndrome of the insula

Durch Läsion der Inselregion hervorgerufene Symptomatik mit fokalen epileptischen Anfällen, viszeralen Symptomen, Schmerzen im Epigastrium und abnormen Sensationen im Thorax.

D: Parietalhirn-Syndrom
E: Parietal lobe syndrome

Synonyme: Parietallappen-Syndrom
Syndrom des Parietallappens
Scheitelhirn-Syndrom
Scheitellappen-Syndrom

Sammelbezeichnung für Symptome bei Parietalhirnschädigung mit Störungen der Sensibilität, kognitiven Störungen, parietaler Ataxie und fokaler Epilepsie. Typisch sind kontralaterale Störung der Oberflächen- und Tiefensensibilität, gestörte Lage- und Bewegungsempfindung mit Ataxie, Apraxie, Agnosie, Störung des Körperschemas, Alexie und Geschmackssensationen sowie fokale epileptische Anfälle. Beschränkt sich der Prozess auf den Gyrus angularis der dominanten Hemisphäre, kommt es zum umschriebenen → Angularis-Syndrom.

D: Angularis-Syndrom
E: *Angular gyrus syndrome*

Synonyme: Gyrus-angularis-Syndrom
Gerstmann-Syndrom (I)

Schädigung des Gyrus angularis infolge raumfordernder, vaskulärer oder traumatischer Prozesse. Klinische Symptomatik: Fingeragnosie, Akalkulie, Agraphie, Alexie und Störungen der Rechts-Links-Unterscheidung.

Anmerkung: Als Gerstmann-Syndrom (II) wird das spinozerebellare Syndrom bezeichnet.

D: Balint-Syndrom
E: Balint's syndrome

Synonym: Seelenblindheit

Verminderte optische Wahrnehmung (Seelenblindheit) bedingt durch Läsionen der Assoziationsbahnen zwischen den Sehrindenfeldern.

D: Temporalhirn-Syndrom
E: *Temporal lobe syndrome*

Synonyme: Temporallappen-Syndrom
Syndrom des Temporallappens
Schläfenhirn-Syndrom
Schläfenlappen-Syndrom

Sammelbezeichnung für neurologische Störungen bei umschriebener Schädigung des Lobus temporalis. Je nach dominanter Hemisphäre finden sich unterschiedliche Ausfallsmuster. Leitsymptome sind: amnestische Störungen, Temporallappen-Epilepsie, Persönlichkeitsveränderungen. Bei hinterer Temporallappenschädigung sensorische und amnestische Aphasie, bei tiefer Temporalhirnschädigung kontralaterale homonyme Hemianopsie.

D: Okzipitalhirn-Syndrom
E: *Occipital lobe syndrome*

Synonyme: Okzipitallappen-Syndrom
Syndrom des Okzipitallappens
Syndrom des Hinterhauptslappens
Hinterhauptslappen-Syndrom

Sammelbezeichnung für Ausfalls- und Reizsymptomatik bei Schädigungen im Bereich des Lobus occipitalis. Klinisch gekennzeichnet durch kontralaterale homonyme Gesichtsfeldstörungen (Skotome, Photome), kontralateralen Neglect. Selten kommen epileptische Anfälle vor, die dann meist mit visuellen Wahrnehmungen verbunden sind.

D: Zerebrale Massenverschiebung
E: *Mass shifting*

Synonyme: Intrakranielle Massenverschiebung
Hirnmassenverschiebung

Verlagerung von Hirngewebe bei intrakraniellen raumfordernden Prozessen.
Es gibt verschiedene pathophysiologisch und klinisch definierte Formen:
a) →subfalxiale,
b) →transtentorielle Herniation,
c) →Kleinhirn-Herniation,
d) →tonsilläre Herniation und
e) →zentrale Herniation.

D: Subfalxiale Herniation
E: Cingulate herniation

Synonyme: Falxhernie
　　　　　Gyrus-cinguli-Hernie

Verschiebung des Gyrus cinguli unterhalb der Falx cerebri zur Gegenseite.

D: Transtentorielle Herniation
E: *Transtentorial herniation*

Synonyme: Mesenzephale Einklemmung
Mittelhirn-Einklemmung
Tentoriumschlitz-Einklemmung
Uncus-Herniation (Initialform)

Ein- oder doppelseitige Verschiebung mediobasaler Temporallappenabschnitte (meist Uncus oder Gyrus parahippocampalis) durch den Tentoriumsschlitz in den infratentoriellen Raum. Als Folge kommt es zum Syndrom der oberen Einklemmung mit →Dezerebration, zu →axialen Verschiebeblutungen im Hirnstamm und gelegentlich zu hämorrhagischem Hirninfarkt (Versorgungsgebiet der A. cerebri posterior). Die Bildung eines Verschlußhydrozephalus ist möglich.

D: Kleinhirn-Herniation
E: *Cerebellar herniation*

Synonym: Zerebellare Herniation

Verschiebung des Lobus anterior cerebelli durch den Tentoriumsschlitz in den supratentoriellen Raum (aszendierende Herniation) und der Kleinhirntonsillen in das Foramen occipitale magnum (→tonsilläre Herniation) bei raumfordernden Prozessen in der hinteren Schädelgrube. Als Folge kommt es zur Verschiebung und Kompression des IV. Ventrikels, meist mit Verschlußhydrozephalus.

D: Tonsilläre Herniation
E: *Tonsillar herniation*

Synonyme: Kleinhirn-Druckkonus
Bulbäre Einklemmung
Kleinhirntonsillenhernie

Abwärtsverschiebung mit Einpressung der Kleinhirntonsillen, eventuell auch benachbarter Kleinhirnareale (zerebellarer Druckkonus) in das Foramen occipitale magnum mit Kompression der Medulla oblongata. Nekrose von Tonsillengewebe mit Abpressen in den Spinalkanal ist möglich.

D: Zentrale Herniation
E: *Thalamo-diencephalic brain stem compression syndrome*

Synonym: Syndrom der axialen Hirnstammverschiebung

Axiale Verschiebung des oberen Hirnstamms (Thalamus, Mittelhirn und Brücke) bei symmetrischer intrakranieller Drucksteigerung ohne transtentorielle Herniation mediobasaler Temporalhirnabschnitte. Es kommt daher nicht zu einer bilateralen Kompression des Mittelhirns wie bei der →transtentoriellen Herniation. Der obere Hirnstamm wird vielmehr in axialer Richtung verschoben und gestaucht, da die Medulla oblongata durch ihre anatomische Situation (Fixation durch die Ligamenta denticulata) weniger verschieblich ist. Thalamus und Diencephalon werden abwärts verlagert, Tegmentum und Brücke gestaucht, was eine dorsalwärtige Ausbuckelung des Tectums bewirkt.

Klinische Folgen: Sequenzen von transitorischen und wechselnden, vorwiegend tegmentalen Symptomen wie Vigilanzstörungen und Augenmotilitätsstörungen. Zusätzlich auch diencephale Symptome.

D: Mittelhirn-Syndrom
E: *Mesodiencephalic compression syndrome*

Synonyme: Mesenzephalo-hypothalamisches Einklemmungssyndrom
Mesodienzephales Syndrom
Irritationssyndrom des Mesodienzephalons

Klinisches Bild der Mittelhirnschädigung durch Einklemmung im Tentoriumsschlitz oder sonstige Läsionen. Klinische Zeichen sind vegetative Störungen, N. oculomotorius-Parese, Streckmechanismen, Atemrhythmusstörungen und Vigilanzstörungen bis zum Koma.

Hervorgerufen durch raumfordernde Prozesse, Traumen (häufigste Ursache) oder vaskuläre Schädigungen.

D: Akutes Bulbärhirn-Syndrom
E: Acute medullary compression syndrome

Synonym: Bulbäre Einklemmung

In der Regel durch Kompression des kaudalen Hirnstamms infolge akuter Hirndruckerhöhung in der hinteren Schädelgrube, seltener durch direkte Hirnstammschädigung hervorgerufen. Klinisch gekennzeichnet durch tiefe Bewußtlosigkeit, maximal weite, lichtstarre Pupillen, Blutdruckabfall, Muskelatonie und Atemstörungen bis zum Atemstillstand. (→ Tonsilläre Herniation.)

D: Dezerebration
E: Decerebration

Synonyme: Enthirnung
Enthirnungsstarre

Funktionelle Entkopplung von Großhirn und Hirnstamm in Höhe des Mittelhirns infolge intrakranieller Drucksteigerung oder direkter Hirnstammschädigung. Klinisch gekennzeichnet durch Koma, Streck- bzw. Beugesynergien, Ausfall des optomotorischen und pupillomotorischen Regulationssystems und Störungen der zentralen vegetativen Regulation.
In der Regel verursacht durch →transtentorielle Herniation.

D: Stammganglien-Syndrom
E: *Basal ganglia syndrome*

Synonyme: Basalganglien-Syndrom
    Extrapyramidales Syndrom (Teilform)

Durch Läsion der Stammganglien hervorgerufene, vorwiegend extrapyramidal-motorische Störungen mit hyperkinetisch-rigider (Parkinson-Syndrom) oder hyperkinetisch-hypotoner Symptomatik. Typisch sind ferner choreoathetotische, torsionsdystone, ballistische oder myoklonische Bewegungsstörungen.

D: Syndrom der Olfaktoriusrinne
E: Olfactory groove syndrome

Schädigung des N. olfactorius, der Fila olfactoria und des angrenzenden Frontallappens durch raumfordernde Prozesse oder frontobasale Verletzungen. Obligat sind einseitige oder doppelseitige Riechstörungen; Wesensänderungen sind möglich.

D: Clivuskanten-Syndrom
E: *Clivus edge syndrome*

Meist einseitige Irritation oder Ausfall des N. oculomotorius (Anisokorie) durch Kompression gegen die Clivuskante bei intrakranieller Drucksteigerung.

D: Selläres Syndrom
E: *Syndrome of the sella turcica*

Synonyme: Sella-turcica-Syndrom
   Intraselläres Syndrom

Krankhafte Prozesse verschiedenster Genese in der Sella turcica, gekennzeichnet durch Störungen der Hypophysenfunktionen.

D: Supraselläres Syndrom
E: Suprasellar syndrome

Prozesse oberhalb der Sella turcica mit Raumforderung führen zu Sehnervenschädigungen im Chiasmabereich (→ Chiasma-opticum-Syndrom). Typische Sehstörung ist die bitemporale Hemianopsie.

D: Paraselläres Syndrom
E: *Parasellar syndrome*

Klinisches Syndrom, gekennzeichnet durch Doppelbilder und gelegentlich akut auftretende Ophthalmoplegie mit charakteristischem plötzlichem Visusverlust und starken Kopfschmerzen.

Hervorgerufen durch paraselläre, oft einseitige Prozesse (→ Sinus-cavernosus-Syndrom).

D: Fossa-posterior-Syndrom
E: Posterior cranial fossa syndrome

Synonym: Syndrom der hinteren Schädelgrube

Klinisches Bild mit Hirndruckzeichen (Kopfschmerzen, Nackensteifigkeit) und zerebellärer Symptomatik (Ataxie, Gangstörungen, Drehschwindel, Nystagmus, Adiadochokinese) sowie Augenmuskellähmungen und Schluckstörungen aufgrund von Liquorzirkulationsstörungen, Tumoren der hinteren Schädelgrube, Arachnoidalzysten im Bereich der basalen Zisternen, Kleinhirnhemisphäreninfarkten, intrazerebellären spontanen und traumatischen Blutungen.

D: Thalamus-Syndrom
E: *Thalamic syndrome*

Synonyme: Déjerine-Roussy-Syndrom (Teilform)
Head-Holmes-Syndrom (Teilform)
A. cerebri-posterior-Syndrom (Teilform)
A. chorioidea-anterior-Syndrom (Teilform)

Oberbegriff für die durch Läsionen des Thalamus entstehenden kontralateralen Ausfällen. Teilformen sind das Déjerine-Roussy-Syndrom, Head-Holms-Syndrom, A. cerebri-posterior-Syndrom und das A. chorioidea-Syndrom. Kennzeichnend sind gestörte Schmerz- und Berührungempfindung (Hemidysästhesie, Hemihyperästhesie, Hemihyperpathie, Thalamusschmerz) sowie Hemiataxie und Hemiastereognosie. Hemichoreatiforme Bewegungsstörungen und homonyme Hemianopsie sind möglich.

Ursächlich kommen Entzündungen, Gefäßläsionen, Intoxikationen und Tumoren in Betracht.

D: Hypothalamus-Syndrom
E: Hypothalamic syndrome

Synonym: Hypothalamisches Syndrom

Bei Läsionen im Hypothalamus; gekennzeichnet durch endokrine Störungen (z. B. Diabetes insipidus), Störungen des Elektrolythaushaltes und zentrale vegetative Regulationsstörungen (z. B. Hyperthermie).

D: Hirnstamm-Syndrom
E: Brain stem syndrome

Synonyme: Syndrom der alternierenden Lähmung
Alternans-Syndrom (Klinikjargon)

Sammelbezeichnung für Läsionen des Hirnstamms, gekennzeichnet durch alternierende Lähmungen: ipsilaterale Hirnnervenausfälle und kontralaterale zentrale (Hemi-)Paresen. Je nach Lokalisation und Ausdehnung des Prozesses werden unterschiedliche Syndrome beschrieben, die früher mit Eponymen benannt wurden (z. B. Avellis-Syndrom, Babinski-Nageotte-Syndrom, Benedikt-Syndrom, Brissaud-Syndrom, Céstan-Chenais-Syndrom, Claude-Syndrom, Foville-Syndrom, Gasperini-Syndrom, Jackson-Syndrom, Millard-Gubler-Syndrom, Nothnagel-Syndrom (I), Parinaud-Syndrom (I), Raymond-Céstan-Syndrom, Schmidt-Syndrom, Tapia-Syndrom, Wallenberg-Syndrom, Weber-Syndrom), besser aber nach dem Ort der Läsion benannt werden sollten.

Auftreten vornehmlich bei vaskulären Prozessen.

D: Ventrales Mesenzephalon-Syndrom
E: Syndrome of the ventral mesencephalon

Synonyme: Hemiplegia alternans superior
Hemiplegia alternans oculomotorica
Hemiplegia alternans superior peduncularis
Weber-Syndrom
Weber-von Leyden-Syndrom
von Leyden-Syndrom

→ Hirnstamm-Syndrom durch Schädigung u. a. des Tractus corticospinalis et bulbaris. Klinisch gekennzeichnet durch ipsilaterale N. oculomotorius-Parese und kontralaterale Hemiparese unter Einschluß der Gesichtsmuskulatur.

D: Ventrotegmentales Mesenzephalon-Syndrom
E: Syndrome of the ventrotegmental mesencephalon

Synonyme: Vorderes Brückenhauben-Syndrom
Benedikt-Syndrom
Unteres Syndrom des Nucleus ruber
Claude-Syndrom

→ Hirnstamm-Syndrom durch Schädigung u.a. des Tractus corticospinalis et bulbaris und des Nucleus ruber. Klinisch gekennzeichnet durch ipsilaterale N. oculomotorius-Parese und kontralaterale Pyramidenzeichen, Ataxie und Tremor.

D: Tegmentales Mesenzephalon-Syndrom
E: *Syndrome of the tegmental mesencephalon*

Synonyme: Tegmentales Mittelhirn-Syndrom
Syndrom der Mittelhirnhaube
Oberes Syndrom des Nucleus ruber
Nothnagel-Syndrom (I)

→ Hirnstamm-Syndrom durch Schädigung u.a. des Nucleus ruber und des Pedunculus cerebellaris superior. Klinisch gekennzeichnet durch ipsilaterale N. oculomotorius-, unter Umständen auch N. trochlearis-Parese sowie kontralaterale Ataxie und Tremor.

D: Pons-Syndrom
E: Syndrome of the pons cerebri

Sammelbezeichnung für Läsionen im Pons-Bereich je nach Lokalisation mit unterschiedlicher Symptomatik. Unterscheiden lassen sich: →mediokaudales, →paramedianes, →mediorostrales, →bilaterales, →lateromediales und →laterorostrales Pons-Syndrom.

D: Mediokaudales Pons-Syndrom
E: *Syndrome of the mediocaudal pons cerebri*

Synonyme: Mediokaudales Brücken-Syndrom
Erweitertes Millard-Gubler-Syndrom
Foville-Syndrom

→ Hirnstamm-Syndrom durch Schädigung der VI. und gelegentlich VII. Hirnnerven sowie des Tractus corticobulbaris et spinalis, des Pedunculus cerebellaris medius und des Lemniscus medialis sowie der Vestibularisprojektion und des horizontalen Blickareals in Brückenfuß und -haube. Klinisch gekennzeichnet durch ipsilaterale N.abducens- und eventuell N.facialis-Parese, Ataxie, Nystagmus und Blicklähmung sowie durch kontralaterale Hemiparese und Störung der taktilen Empfindung und des Lagesinnes.

D: Paramedianes Pons-Syndrom
E: *Syndrome of the paramedial pons cerebri*

→ Hirnstamm-Syndrom mit Beeinträchtigung des Tractus corticobulbaris et spinalis, des Pedunculus cerebellaris medius und gelegentlich des Lemniscus medialis im Brückenfuß. Klinisch gekennzeichnet durch ipsilaterale Ataxie und kontralaterale Hemiparese unter Einschluß der Gesichtsmuskulatur, Blickdeviation zur gesunden Seite sowie Störung der taktilen Empfindung und des Lagesinnes.

D: Mediorostrales Pons-Syndrom
E: *Syndrome of the mediorostral pons cerebri*

→ Hirnstamm-Syndrom durch Schädigung in Brückenfuß und -haube, des Tractus corticobulbaris et spinalis und des Pedunculus cerebellaris medius, gelegentlich auch des Lemniscus medialis. Ferner Beeinträchtigung der zentralen Haubenbahn und des Fasciculus longitudinalis medialis. Klinisch gekennzeichnet durch ipsilaterale Ataxie, Gaumensegelnystagmus und internukleäre Ophthalmoplegie. Kontralaterale Hemiparese einschließlich der Gesichtsmuskulatur, Blickdeviation zur gesunden Seite und gelegentlich Störung der taktilen Empfindung und des Lagesinnes.

D: Bilaterales Pons-Syndrom
E: Syndrome of bilateral lesions of the pons cerebri

→ Hirnstamm-Syndrom durch Schädigung des Tractus corticobulbaris et spinalis im Brückenfuß. Klinisch gekennzeichnet durch Tetraplegie unter Einschluß der Zungen- und der Pharynxmuskulatur.

D: Laterokaudales Pons-Syndrom
E: *Syndrome of the laterocaudal pons cerebri*

→ Hirnstamm-Syndrom durch Schädigung des N.trigeminus (Nucleus und Tractus spinalis n.trigemini), N.facialis und N.vestibulocochlearis sowie des Tractus spinothalamicus und Pedunculus cerebellaris medius. Klinisch gekennzeichnet durch ipsilaterale dissoziierte Empfindungsstörungen für Schmerz und Temperatur im Gesicht, Fazialislähmung, horizontalen, gelegentlich auch vertikalen Nystagmus, Taubheit, Oszillopsie, Schwindel, Nausea und Ataxie. Kontralateral finden sich dissoziierte Empfindungsstörungen für Schmerz und Temperatur an Rumpf und Extremitäten.

D: Lateromediales Pons-Syndrom
E: Syndrome of the lateromedial pons cerebri

→ Hirnstamm-Syndrom bei Beeinträchtigung des N.trigeminus und des Pedunculus cerebellaris medius. Klinisch gekennzeichnet durch ipsilaterale Empfindungsstörungen für alle Qualitäten, Kaumuskellähmung und Ataxie.

D: Laterorostrales Pons-Syndrom
E: *Syndrome of the laterorostral pons cerebri*

Synonym: Raymond-Céstan-Syndrom

→ Hirnstamm-Syndrom durch Schädigung des Pedunculus cerebellaris superior, Fasciculus uncinatus cerebelli sowie der gekreuzten blickmotorischen Fasern, der deszendierenden sympathischen Fasern, des Tractus spinothalamicus und des Lemniscus medialis. Klinisch gekennzeichnet durch ipsilaterale Ataxie, Nystagmus, Schwindel, eventuell Blickparese sowie Horner-Syndrom und kontralateral beinbetonte Empfindungsstörungen für alle Qualitäten.

D: Medulla-oblongata-Syndrom
E: *Syndrome of the medulla oblongata*

Sammelbezeichnung für Läsionen im Medulla-oblongata-Bereich, je nach Lokalisation mit unterschiedlicher Symptomatik. Man unterscheidet ein →dorsolaterales und ein →mediales Medulla-oblongata-Syndrom.

D: Dorsolaterales Medulla-oblongata-Syndrom
E: *Syndrome of the dorsal lateral medulla oblongata*

Synonyme: Wallenberg-Syndrom
Wallenberg-Foix-Syndrom
Laterales Oblongata-Syndrom
Babinski-Nageotte-Syndrom (Teilform)
Céstan-Chenais-Syndrom (Teilform)
Avellis-Syndrom (Teilform)
Vernet-Syndrom (Teilform)
Tapia-Syndrom (Teilform)
Schmidt-Syndrom (Teilform)

→ Hirnstamm-Syndrom durch Schädigung des V.(Nucleus und Tractus spinalis n.trigemini), VIII. (Nucleus vestibularis), IX. und X. Hirnnerven und des Tractus spinothalamicus, spinocerebellaris, olivocerebellaris sowie deszendierender sympathischer Fasern (Nucleus cuneatus). Klinisch gekennzeichnet durch ipsilaterale, dissoziierte Empfindungsstörung für Schmerz und Temperatur im Gesicht, Nystagmus, Oszillopsie, Schwindel, Nausea, Sprech- und Schluckstörung, Heiserkeit und Singultus. Fakultativ können Störungen der taktilen Empfindung und des Lagesinnes vorkommen. Kontralateral finden sich dissoziierte Empfindungsstörungen des Schmerzes und der Temperatur an Rumpf und Extremitäten, darüberhinaus ipsilaterale Hemiataxie und Horner-Syndrom.

D: Mediales Medulla-oblongata-Syndrom
E: Syndrome of the medial medulla oblongata

Synonyme: Medianes Oblongata-Syndrom
Paramedianes Medulla-oblongata-Syndrom
Jackson-Syndrom
Déjerine-Syndrom

→ Hirnstamm-Syndrom durch Schädigung des XII. Hirnnerven und des Tractus corticospinalis und des Lemniscus medialis. Klinisch gekennzeichnet durch ipsilaterale nukleäre N. hypoglossus-Parese, kontralaterale Hemiparese und Störungen der taktilen Empfindung und des Lagesinnes, wobei das Gesicht bei den motorischen und sensiblen Ausfällen ausgespart bleibt.

D: Internukleäre Ophthalmoplegie
E: *Internuclear palsy*

Synonyme: Roth-Bielschowsky-Syndrom
Bielschowsky-Syndrom
Vordere internukleäre Ophthalmoplegie (Teilform)
Hintere internukleäre Ophthalmoplegie (Teilform)

Durch Läsionen im Hirnstamm hervorgerufene dissoziierte horizontale Blicklähmung mit M. rectus-bulbi-medialis- oder M. rectus-bulbi-lateralis-Lähmung des einen und monokulärem Nystagmus des anderen Auges. Manche Autoren unterscheiden eine vordere von einer hinteren internukleären Ophthalmoplegie. Das Syndrom kann einseitig oder bilateral auftreten. Kombinationen mit anderen →Hirnstamm-Syndromen sind möglich.

Pathophysiologisch Unterbrechung des Fasciculus longitudinalis medialis und weiterer Faseranteile aus den Bahnen der kortikalen Augenfelder zwischen den Kernen des III. und VI. Hirnnerven.

Häufig bei multipler Sklerose und vaskulären Prozessen, sehr selten durch Tumoren und andere raumfordernde Prozesse ausgelöst.

D: Hertwig-Magendie-Syndrom
E: *Skew deviation*

Synonyme: Hertwig-Magendie-Schielstellung
Hertwig-Magendie-Schielen
Hertwig-Magendie-Phänomen

Vorübergehende Schielstellung der Bulbi, bei der ein Auge nach unten einwärts und das andere nach oben außen schaut. Hervorgerufen durch Läsionen der Trochlearisbahnen im Bereich der Kreuzung im Velum medullare superior.

D: Parinaud-Syndrom (II)
E: Parinaud's syndrome

Konjugierte Blickparese nach oben mit Konvergenzschwäche, oft anisokoren, lichtstarren Pupillen, hervorgerufen durch Schädigung der rostralen Mittelhirnhaube in der Umgebung der hinteren Kommissur (Vierhügelplatte). Ursächlich meist Tumoren der Pinealis-Region oder des Mittelhirns, gelegentlich hirndruckbedingt.

Anmerkung: Zu unterscheiden von der okulären Tularämie (Parinaud - Syndrom (I)).

D: Kleinhirnwurm-Syndrom
E: Vermis syndrome

Synonyme: Vermis-Syndrom
Luciani-Syndrom

Klinische Symptomatik, charakterisiert durch Stand-, Gang- und Rumpfataxie sowie Muskelhypotonie bei raumfordernden Prozessen im Kleinhirnwurm, meist mit Hirndruckzeichen und Stauungspapille. Durch Verlegung des Liquorabflusses kann ein Hydrozephalus auftreten.

Häufigste Ursache sind Tumoren (Medulloblastome und Astrozytome).

D: Kleinhirnhemisphären-Syndrom
E: *Syndrome of cerebellar hemispheres*

Synonyme: Laterales Kleinhirn-Syndrom
Goldstein-Syndrom
Goldstein-Reichmann-Syndrom

Klinische Symptomatik mit ipsilateraler Extremitätenataxie, Nystagmus und Koordinationsstörungen bei Tumoren, entzündlichen, vaskulären, degenerativen und traumatischen Prozessen. Bei raumfordernden Prozessen frühzeitig Hirndruckzeichen und Hydrocephalus occlusus.

D: Foramen-occipitale-magnum-Syndrom
E: Syndrome of the foramen occipitale magnum

Syndrom mit anfallsartigen Nacken-Kopfschmerzen, Erbrechen, Atem-, Kreislauf- und Schluckstörungen, Zwangshaltung des Kopfes, bulbärer Sprache und charakteristischer Extremitätenparese. Hydrocephalus occlusus und Stauungspapille können sich ausbilden.

D: Syndrom der hinteren Pharynxloge
E: *Posterior retroparotid space syndrome*

Synonyme: Hinteres Pharynxlogen-Syndrom
Villaret-Syndrom

Einseitige Schädigung der Hirnnerven VII (Teile), IX, X, XI und XII durch raumfordernde Prozesse (meist Tumoren) an der äußeren Schädelbasis. Klinisch gekennzeichnet durch Ptosis, Miosis, Enophthalmus, Schluckstörungen, Gaumensegellähmung, Anästhesie der betroffenen Areale, Stimmbandlähmung und Lähmung der Mm. trapezius und sternocleidomastoideus.

# II. Rückenmark

D: Querschnittssyndrom
E: *Spinal transection syndrome*

Synonym: Transversal-Syndrom

Transversale Funktionsstörung oder -ausfall des Rückenmarks entsprechend der segmentalen Höhe. Je nach Ausprägung der Läsion inkomplette bis komplette Störungen der Motorik, der Sensibilität sowie der Blasen-, Mastdarm- und Genitalfunktionen sowie der Vaso-, Pilo- und Sudomotorik. Aus der klinischen Symptomatik läßt sich nicht immer auf die Höhe der Läsion schließen.

Ursachen sind: Traumen, Tumoren, vaskuläre und entzündliche Erkrankungen und zervikaler Bandscheibenvorfall.

D: Sperrliquor-Syndrom
E: *Froin's syndrome*

Synonyme: Froin-Syndrom
Nonne-Froin-Syndrom
Lepine-Froin-Syndrom
Nonne-Kompressions-Syndrom

Durch raumfordernde Prozesse aller Art im Wirbelkanal, einschließlich des zervikookzipitalen Übergangs, hervorgerufener Liquorzirkulationsstau. Je nach Ursache und Lokalisation der krankhaften Läsion sehr unterschiedliche Symptomatik. Kennzeichnend sind hohe Gesamteiweißvermehrung im Liquor und spontanes Koagulieren (positives Froin-Zeichen) sowie Xanthochromie.

D: Brown-Séquard-Syndrom
E: *Brown-Séquard syndrome*

Synonym: Halbseitenläsion des Rückenmarks

Halbseitige Schädigung des Rückenmarks mit ipsilateraler Parese und Pyramidenbahnzeichen sowie Störung der Berührungs- und Tiefensensibilität. Kontralateral Verlust der Schmerz- und Temperatursensibilität bei erhaltenem Druckempfinden.

Ursachen: Trauma, Multiple Sklerose, zervikaler und thorakaler Bandscheibenvorfall, Tumor, seltener vaskuläre Störungen (sulkokommissurales Syndrom).

D: Zentrales Rückenmarksyndrom
E: *Central spinal cord syndrome*

Synonyme: Syndrom der zentralen spinalen Schädigung
Syndrom der zentro-medullären Schädigung
Zentrales Halsmark-Syndrom (Teilform)
Zentrales Brustmark-Syndrom (Teilform)

Schädigung der zentralen Strukturen des Rückenmarks mit unterschiedlicher Querschnittsausdehnung. Von dieser und von der Höhe der Rückenmarks-Läsion wird die klinische Symptomatik bestimmt. Kennzeichnend sind beidseitige dissoziierte Sensibilititätsstörungen in Schädigungshöhe. Hinzutreten können in Abhängigkeit von der Ausdehnung des Prozesses sowohl schlaffe Lähmungen (Befall der Vorderhörner) in Schädigungshöhe als auch spastische Paresen (Befall der Pyramidenbahn) unterhalb der Schädigungshöhe.

Am häufigsten bei intramedullären Tumoren (→ Stiftgliomen) und Syringomyelie, aber auch posttraumatisch und bei Myelitiden.

D: Zentrales Halsmark-Syndrom
E: *Central cervical spinal cord syndrome*

Synonym: Zentrales Zervikalmark-Syndrom

Bilaterale dissoziierte Empfindungsstörungen an Armen und Händen, eventuell schlaffe Lähmungen und Muskelatrophien an den oberen Extremitäten sowie spastische Lähmungen an den Beinen. Wegen der exzentrischen Lagerung der langen Bahnen im Rückenmark sind die oberen Extremitäten an den meist inkompletten Lähmungen regelmäßig stärker beteiligt.

D: Zentrales Brustmark-Syndrom
E: *Central thoracic spinal cord syndrome*

Synonym: Zentrales Thorakalmark-Syndrom

Neben dissoziierten Empfindungsstörungen am Rumpf entsprechend der Läsionshöhe prägen Lähmungen der unteren Extremitäten mit oft starker Neigung zur Spastik das klinische Bild. Keine neurologischen Störungen an den oberen Extremitäten.

D: Cauda-Syndrom
E: *Cauda equina syndrome*

Synonym: Cauda-equina-Syndrom

Akut meist durch lumbalen Bandscheibenvorfall, chronisch durch zunehmende Kompression der Cauda equina hervorgerufenes Krankheitsbild. Neoplastische Prozesse manifestieren sich häufig in Form eines Cauda-Syndroms (Liquorzytologie!). Bei medialer Kompression klinisch charakterisiert durch eine segmentale, nach oben scharf begrenzte Sensibilitätsstörung („Reithosenanästhesie"), beidseitige schlaffe Lähmung des M. triceps surae, der kleinen Fußmuskeln, manchmal auch proximaler Muskelgruppen. Blasen- und Mastdarminsuffizienz sowie Reflexausfälle, je nach Höhe der Läsion, können bei chronischen Verläufen oft lange Zeit fehlen.

D: Conus-Syndrom
E: *Conus syndrome*

Synonym: Conus-medullaris-Syndrom

Schädigung des Conus medullaris terminalis mit Blasen- und Mastdarminkontinenz, Erektions- und Ejakulationsstörung, begrenzten Sensibilitätsausfällen (Reithosenanästhesie) sowie fehlendem Analreflex. Bei der häufigen Kombination als Conus-Cauda-Syndrom treten Paresen der unteren Extremität in den Vordergrund.

D: Stiftgliom

Synonym: Stiftgliose

Intramedulläre Raumforderung mit Ausdehnung über mehrere Segmente mit dem Bild des →zentralen Rückenmark-Syndroms.
 Histopathologisch meist → Astrozytome.

III. Hirn- und Spinalnerven

D: Kennedy-Syndrom
E: Foster Kennedy syndrome

Synonym: (Foster-)Kennedy-Syndrom

Optikusatrophie mit nachfolgender Stauungspapille der Gegenseite infolge raumfordernder Prozesse in der vorderen Schädelgrube. Fakultativ können auch Riechstörungen sowie Stirnhirnsymptome auftreten.

D: Fissura-orbitalis-superior-Syndrom
E: Syndrome of the fissura orbitalis superior

Schädigung der gemeinsam durch die Fissura orbitalis superior verlaufenden Hirnnerven III, IV, V,1 und VI. Klinisch gekennzeichnet durch Ophthalmoplegie, neuralgiforme Schmerzen im Versorgungsgebiet des 1. Astes des N. trigeminus mit vegetativen Störungen und Parästhesien sowie gelegentlichen Exophthalmus.

D: Orbitaspitzen-Syndrom
E: *Orbital apex syndrome*

Synonym: Syndrom der Orbitaspitze

→ Fissura-orbitalis-superior-Syndrom, zusätzlich mit Ausfällen des N. opticus.

D: Ganglion-Gasseri-Syndrom
E: Trigeminal ganglion syndrome

Synonym: Ganglion-semilunare-Syndrom

Trigeminus-Neuralgie, die auf eine Läsion des Ganglion semilunare Gasseri zurückzuführen ist.

D: Keilbeinflügel-Syndrom
E: Sphenoid syndrome

Raumfordernder Prozess im Bereich des kleinen Keilbeinflügels (Übergang von vorderer zu mittlerer Schädelgrube) mit Ausfällen der Hirnnerven II, III, IV, V und VI. Kopfschmerzen, Exophthalmus und eventuell Wesensänderungen sind in fortgeschrittenem Stadium möglich. Unterschieden werden ein laterales und ein mediales Keilbeinflügel-Syndrom. Dem lateralen entspricht die Symptomatik des →Fissura-Sylvii-Syndroms, dem medialen die des →Fissura-orbitalis-superior-Syndroms. Am häufigsten durch →Meningeome verursacht.

D: Nasopharynxtumor-Syndrom
E: *Retrosphenoidal space syndrome*

Synonyme: Retrosphenoidales Syndrom
Syndrom des Nasopharynx
Kavernöses sinonasopharyngeales Tumor-Syndrom
Epipharynxtumor-Syndrom
Jacod-Syndrom
Jacod-Trias
Godtfredsen-Syndrom

Einseitige Schädigung der Hirnnerven II, III, IV, V und VI durch Tumoren des Epipharynx, die die Schädelbasis infiltrieren. Klinisch gekennzeichnet durch Amaurose, Trigeminus-Neuralgie und vegetative Störungen sowie Ophthalmoplegie.

D: Sinus-cavernosus-Syndrom
E: *Syndrome of sinus cavernosus*

Synonyme: Foix-Syndrom (Teilform)
Jefferson-Syndrom (Teilform)
Vincent-Syndrom (Teilform)

Reiz- und Ausfallserscheinungen des N. trigeminus und des N. oculomotorius, manchmal auch des N. abducens und des N. trochlearis. Beteiligung des N. opticus ist möglich. Klinisch gekennzeichnet durch Ophthalmoplegie, Gesichtsschmerzen mit vegetativen Störungen, Parästhesien, venöse Stauungen mit möglicher Lidchemosis sowie (häufig) Exophthalmus. Je nach Lokalisation der Schädigung werden verschiedene Formen unterschieden:

Läsion der lateralen Sinus-Wand: einseitige Ophthalmoplegie, initial N. abduzens-Parese, heftige Schmerzen im Innervationsgebiet des 1. Trigeminusastes, Exophthalmus (Foix-Syndrom).

Läsion im vorderen Teil: Kombination von N. oculomotorius-Parese und heftigen Schmerzen im Innervationsgebiet des 1. Astes des N. trigeminus, Exophthalmus (Jefferson-Syndrom I).

Läsion im mittleren Teil: Kombination von N. oculomotorius-Parese und heftigen Schmerzen im Innervationsgebiet des 1. und 2. Astes des N. trigeminus, Exophthalmus (Jefferson-Syndrom II).

Läsion im hinteren Teil: Kombination von N. oculomotorius-Parese und heftigen Schmerzen im Innervationsgebiet des 1., 2. und 3. Astes des N. trigeminus sowie Exophthalmus (Jefferson-Syndrom III).

Läsion im spheno-kavernösen Winkel: (Vincent-Syndrom).

Hervorgerufen durch Tumoren, Gefäßprozesse oder Trauma.

D: Chiasma-opticum-Syndrom
E: Syndrome of chiasma opticum

Synonym: Chiasma-Syndrom (Klinikjargon)

Gesichtsfeldausfälle unterschiedlicher Ausprägung mit regelmäßiger Entwicklung einer bitemporalen Hemianopsie und N. opticus-Atrophie. Initial häufig nur Anopie für Farben.
Ursächlich kommen alle prasellären Läsionen in Betracht.

D: Kleinhirnbrückenwinkel-Syndrom
E: *Syndrome of the cerebellopontine angle*

Klinisch-neurologisches Syndrom, initial beginnend mit einseitigen Ohrgeräuschen, Fortschreiten bis zu Innenohrschwerhörigkeit und Taubheit sowie Unerregbarkeit des Labyrinths. Bei größeren Tumoren Kompression des N. facialis, seltener des N. trigeminus, mit Verlust des Kornealreflexes sowie Koordinationsstörungen; gelegentlich auch pontine Ausfälle.

Hervorgerufen durch raumfordernde Prozesse in Kleinhirnbrückenwinkel und Meatus acusticus internus; am häufigsten bei Akustikus-Neurinomen, seltener bei Meningeomen oder Epidermoiden gleicher Lokalisation.

D: Glomus-jugulare-Syndrom
E: Syndrome of the glomus jugulare

Symptomenkomplex, klinisch gekennzeichnet zunächst durch Ohrschmerzen, Ohrgeräusche und Hörstörungen, später durch Ausfallserscheinungen von seiten der kaudalen Hirnnerven. Bei Frauen häufiger beobachtet als bei Männern.

Meist hervorgerufen durch gefäßreiche Tumoren der nichtchromaffinen Paraganglien (→ Paragangliome), die vom Paraganglion caroticum supracardiale ausgehend die Schädelbasis infiltrieren und in die hintere Schädelgrube einwachsen.

D: Horner-Syndrom
E: Horner's syndrome

Synonyme: Horner-Symptomenkomplex
Horner'sche Trias
Bernard-Syndrom
Claude-Bernard-Syndrom
Bernard-Horner-Syndrom
von Passow-Syndrom
Hutchinson-Syndrom
Okulopupilläres Syndrom

Klinisches Syndrom, bei voller Ausprägung gekennzeichnet durch Miosis, Ptosis und Enophthalmus. Bei Schädigung des Ganglion stellatum oder des Halssympathicus (peripheres Horner-Syndrom) findet sich eine Anhidrose in Höhe der Läsion im Bereich von Gesicht, Hals, Arm, Hand und oberen Thorax. Liegt die Schädigung proximal des Halssympathicus (zentrales Horner-Syndrom) fehlt die Schweißsekretionsstörung (Läsion des Centrum ciliospinale). Letztere betrifft die homolaterale Körperhälfte, wenn die absteigende Sympathicusbahn betroffen ist.

Die Unterscheidung hinsichtlich des Läsionsortes gelingt pharmakologisch durch Reaktion auf Adrenalin, Kokain und Mecholyl.

D: Pancoast-Tumor
E: Pancoast's syndrome

Synonyme: Pancoast-Syndrom
Pancoast-Tobias-Syndrom

Bezeichnung für ein Karzinom der Lungenspitze mit Einwachsen in das umgebende Gewebe. Neurologisch gekennzeichnet durch Irritation des N. sympathicus (Horner-Syndrom, Anhidrose, kausalgiformer Schmerz) sowie Läsionen des unteren Abschnitts des Plexus brachialis und Erosion der ersten Rippe.

D: Sanduhrtumor

Synonyme: Sanduhrgeschwulst
Zwerchsackgeschwulst
Hantelgeschwulst
Flaschenhalsgeschwulst
Sanduhrneurinom (Teilform)

Klinische Bezeichnung für Neubildungen, die sich entlang der Nervenwurzel ausbreiten, und dabei durch die Foramina intervertebralia wachsen. Klinisch häufig Kompressionssymptomatik oder radikuläre Störungen, je nach Ausdehnung des Tumors.
Histopathologisch meist → Neurinome.

Anmerkung: Im Klinikjargon verwendeter Begriff; keine Krankheitseinheit

Alphabetischer Index englischer Begriffe

Angular gyrus syndrome, 148
Arachnoid cyst, 118
Astroblastoma, 17
Astrocytoma, 8
-, anaplastic, 13
-, fibrillary, 10
-, gemistocytic, 12
-, giant cell,
-, -, subependymal, 14
-, pilocytic, 9
-, protoplasmic, 11

Balint's syndrome, 149
Basal ganglia syndrome, 161
Brain stem syndrome, 170
Brown-Séquard syndrome, 196

Carcinoma, embryonal, 100
Carcinomatosis, meningeal, 127
Cauda equina syndrome, 200
Chordoma, 121
Choriocarcinoma, 101
Choroid plexus papilloma, 38
-, anaplastic, 39
Clivus edge syndrome, 163
CNS metastasis, 126
Compression syndrome,
-, acute medullary, 159
-, mesodiencephalic, 158
-, thalamo-diencephalic brain stem, 157
Conus syndrome, 201
Cranial fossa syndrome,
-, posterior, 167
Craniopharyngioma, 106
Cyst,
-, arachnoid, 118
-, colloid of the third ventricle, 113
-, dermoid, 108
-, enterogenous, 115
-, ependyma-lined, 116

-, epidermoid, 109
-, neuroglia-lined, 117
-, Rathke's cleft, 114

Decerebration, 160
Dermoid cyst, 108

Embryonal carcinoma, 100
Endodermal sinus tumour, 102
Enterogenous cyst, 115
Ependyma-lined cyst, 116
Ependymoma, 32
-, anaplastic, 33
-, myxopapillary, 35
- of the foramen Monroi, 36
-, papillary, 34
Epidermoid cyst, 109

Fibrosarcoma, meningeal, 85
Foster Kennedy syndrome, 204
Froin's syndrome, 195
Frontal convexity syndrome, 142
Frontal lobe syndrome, 140

Gangliocytoma, 42
-, cerebellar, dysplastic, 43
Ganglioglioma, 44
-, anaplastic, 45
Ganglioneuroblastoma, 47
Germ cell tumour of the CNS, 98
Germinoma, 99
Giant cell astrocytoma,
-, subependymal, 14
Giant cell glioblastoma, 28
Glioblastoma,
-, giant cell, 28
-, multiforme, 26
-, with sarcomatous component, 27
Gliofibroma, 16

Glioma, 4
-, anaplastic, 5
Gliomatosis cerebri, 29
Granular cell tumour of the CNS, 107
Granuloma, eosinophilic, 124

Haemangioblastoma, 96
Hamartoma,
-, neuromuscular, 69
-, hypothalamic neuronal, 111
Herniation,
-, cerebellar, 155
-, cingulate, 153
-, tonsillar, 156
-, transtentorial, 154
Heterotopia, nasal glial, 112
Hippel-Lindau syndrome, 134
Histiocytosis X, 122
Horner's syndrome, 214
Hypothalamic syndrome, 169

Internuclear palsy, 185

Kennedy syndrome, 204

Lipoma, 110
Lymphoma, malignant, of the CNS, 94

Mass shifting, 152
Medulloblastoma, 58
-, desmoplastic, 59
-, melanotic, 60
Medulloepithelioma, 56
Medullomyoblastoma, 61
Melanoma, meningeal, 91
Melanosis, neurocutaneous, 90
Meningeal sarcoma, 84
-, polymorphic, 86
Meningeosis, leucaemic, 128
Meningioma, 72
-, anaplastic, 81
-, angiomatous, 77
-, fibroblastic, 74
-, haemangioblastic, 78
-, haemangiopericytic, 79
-, meningotheliomatous, 73
-, papillary, 80
-, psammomatous, 76
-, transitional, 75
Metastasis, CNS, 126

Nasal glial heterotopia, 112
Neurilemmoma, 64
-, anaplastic, 65
-, - with rhabdomyoblastic differentiation, 66
Neuroblastoma, 46
-, olfactory, 48
Neurocytoma, central, 50
Neurofibroma, 67
-, anaplastic, 68
Neurofibromatosis,
-, von Recklinghausen's, 130
Neuroglia-lined cyst, 117

Occipital lobe syndrome, 151
Olfactory groove syndrome, 162
Oligo-astrocytoma,
-, mixed, 22
-, -, anaplastic, 23
Oligodendroglioma, 20
-, anaplastic, 21
Orbital apex syndrome, 206
Orbital brain syndrome, 141

Palsy, internuclear, 185
Pancoast's syndrome, 215
Papilloma,
-, choroid plexus, 38
-, -, anaplastic, 39
Paracentral lobule syndrome, 144
Paraganglioma, 120
Parietal lobe syndrome, 147
Parinaud's syndrome, 187
Pineoblastoma, 52
Pineocytoma, 53
PNET, 57
Precentral lobe syndrome, 143
Primitive neuroectodermal tumour, 57

Rathke's cleft cyst, 114
von Recklinghausen's Neurofibromatosis, 130
Retinoblastoma, 49
Retroparotid space syndrome,
-, posterior, 191
Retrosphenoidal space syndrome, 209

Sarcoma,
-, meningeal, 84
-, monstrocellular
-, -, polymorphic, 86

Alphabetischer Index englischer Begriffe

Sarcomatosis, meningeal, 87
Schüller-Christian syndrome, 123
Skew deviation, 186
Sphenoid syndrome, 208
Spinal cord syndrome
-, central, 197
-, -, cervical, 198
-, -, thoracic, 199
Spinal transection syndrome, 194
Split brain syndrome, 145
Spongioblastoma,
-, primitive polar, 62
Sturge-Weber syndrome, 133
Subependymoma, 37
Syndrome,
-, angular gyrus, 148
-, Balint's, 149
-, basal ganglia, 161
-, bilateral lesion of pons cerebri, 178
-, brain stem, 170
-, Brown-Séquard, 196
-, cauda equina, 200
-, central cervical spinal cord, 198
-, central spinal cord, 197
-, central thoracic spinal cord, 199
-, cerebellar hemispheres, 189
-, cerebellopontine angle, 212
-, chiasma opticum, 211
-, clivus edge, 163
-, compression,
-, -, acute medullary, 159
-, -, mesodiencephalic, 158
-, -, thalamo-diencephalic brain stem, 157
-, conus, 201
-, dorsal lateral medulla oblongata, 183
-, fissura orbitalis superior, 205
-, Foster Kennedy, 204
-, Froin's, 195
-, foramen occipitale magnum, 190
-, frontal convexity, 142
-, frontal lobe, 140
-, glomus jugulare, 213
-, Hippel-Lindau, 134
-, Horner's, 214
-, hypothalamic, 169
-, insula, 146
-, Kennedy, 204
-, laterocaudal pons cerebri, 179
-, lateromedial pons cerebri, 180
-, laterorostral pons cerebri, 181

-, medial medulla oblongata, 184
-, mediocaudal pons cerebri, 175
-, mediorostral pons cerebri, 177
-, medulla oblongata, 182
-, occipital lobe, 151
-, olfactory groove, 162
-, orbital apex, 206
-, orbital lobe, 141
-, Pancoast's, 215
-, paramedial pons cerebri, 176
-, paracentral lobe, 144
-, parasellar, 166
-, parietal lobe, 147
-, Parinaud's, 187
-, pons cerebri, 174
-, posterior cranial fossa, 167
-, precentral lobe, 143
-, retroparotid space
-, retrosphenoidal space, 209
-, -, posterior, 191
-, Schüller-Christian, 123
-, sella turcica, 164
-, sinus cavernosus, 210
-, spenoid, 208
-, spinal transection, 194
-, split brain, 145
-, Sturge-Weber, 133
-, suprasellar, 165
-, tegmental mesencephalon, 173
-, temporal lobe, 150
-, thalamic, 168
-, trigeminal ganglion, 207
-, tuberous sclerosis, 132
-, ventral mesencephalon, 171
-, ventrotegmental mesencephalon, 172
-, vermis, 188
-, Wyburn-Mason, 135

Temporal lobe syndrome, 150
Teratoma, 103
Thalamic syndrome, 168
Transection syndrome, spinal, 194
Trigeminal ganglion syndrome, 207
Tuberous sclerosis syndrome, 132
Tumour,
-, endodermal sinus, 102
-, germ cell of the CNS, 98
-, granular cell of the CNS, 107
-, neuroectodermal,
-, -, primitive, 57
-, yolk sac, 102

Vermis syndrome, 188
von Hippel-Lindau syndrome, 134
von Recklinghausen's
 Neurofibromatosis, 130

Xantho-astrocytoma,
-, pleomorphic, 15

Yolk sac tumour, 102

Alphabetischer Index deutscher Begriffe

(Schreibweise der Vorzugsbezeichnungen in Versalien; Synonyme in Groß-Klein-Schreibung)

Abrikossoff-Tumor des ZNS, 107
Abt-Letterer-Siwe-Krankheit, 122
Ästhesioneuroblastom, 48
Akustikus-Neurinom, 131, 212
AKUSTIKUS-NEUROFIBROMA-
 TOSE, BILATERALE, 131
Alternans-Syndrom, 170
Angiom,
-, kutaneo-zerebrales, 133
Angioma capillare et venosum
 calcificans (Zülch), 133
ANGIOMATOSE,
-, Netzhaut-, 134
-, retinozerebellare, 134
-, RETINOZEREBRALE,
-, -, RAZEMÖSE, 135
Angiomatosis,
-, enzephalotrigeminale, 133
Angiomatosis retinae cystica, 134
Angioreticulom (Roussy-Oberling), 134
ANGULARIS-SYNDROM, 148
Arachnoidalsarkom, umschriebenes,
 des Kleinhirns (Foerster-Gagel), 59
ARACHNOIDAL-ZYSTE, 118
A. cerebri-posterior-Syndrom, 168
A. chorioidea-anterior-Syndrom, 168
ASTROBLASTOM, 17
ASTROZYTOM, 8
-, ANAPLASTISCHES, 13
-, FIBRILLÄRES, 10
-, GEMISTOZYTISCHES, 12
-, großzelliges,
-, -, subependymales, 14
-, Kleinhirn-, 9
-, malignes, 13
-, OLIGO-, 22
-, -, ANAPLASTISCHES, 23
-, -, gemischtes, 22
-, -, malignes, 23
-, Oligodendro-, 22
-, -, anaplastisches, 23

-, piloides, 9
-, PILOZYTISCHES, 9
-, polymorphes, 13
-, PROTOPLASMATISCHES, 11
-, RIESENZELL-,
-, -, subependymäres, 14
-, -, SUBEPENDYMALES, 14
-, subependymales,
-, -, glomeruläres, 37
-, XANTHO-,
-, -, meningozerebrales, 15
-, -, PLEOMORPHES, 15
Avellis-Syndrom, 170, 183

Babinski-Nageotte-Syndrom, 170, 183
BALINT-SYNDROM, 149
Basalganglien-Syndrom, 161
Benedikt-Syndrom, 170, 172
Bernard-Horner-Syndrom, 214
Bielschowsky-Syndrom, 185
Bonnet-Dechaume-Blanc-Syndrom,
 135
Bourneville-Pringle-Syndrom, 14, 132
Brissaud-Syndrom, 170
BROWN-SÉQUARD-SYNDROM,
 196
Brücken-Syndrom,
-, mediokaudales, 175
Brückenhauben-Syndrom,
-, vorderes, 172
Brückenhirn-Syndrom,
-, vorderes, laterales, 181
Brustmark-Syndrom,
-, zentrales, 197, 199
BULBÄRHIRN-SYNDROM,
-, AKUTES 159

Cauda-equina-Syndrom, 200
CAUDA-SYNDROM, 200
Céstan-Chenais-Syndrom, 170, 183
Chemodektom, 120

CHIASMA-OPTICUM-
SYNDROM, 211
Chiasma-Syndrom, 211
Cholesteatom, 109
Cholesteringranulomatose, 123
CHORDOM, 121
CHORIONKARZINOM, 101
Choristom, 107
Christian-Syndrom, 123
Claude-Bernard-Syndrom, 214
Claude-Syndrom, 170, 172
CLIVUSKANTEN-SYNDROM, 163
Conus-Cauda-Syndrom, 201
Conus-medullaris-Syndrom, 201
CONUS-SYNDROM, 201
CORPUS-CALLOSUM-
SYNDROM, 145

Déjerine-Roussy-Syndrom, 168
Déjerine-Syndrom, 184
DERMOID, 108
Dermoid-Zyste, 108
DEZEREBRATION, 160
Diskonnektionssyndrom, 145
Dottersacktumor, 102
Dysgerminom, 99

Einklemmung,
-, bulbäre, 156, 159
-, mesenzephale, 154
-, Mittelhirn-, 154
-, Tentoriumschlitz-, 154
Einklemmungssyndrom,
-, mesenzaphalo-hypothalamisches, 158
Enthirnung, 160
Enthirnungsstarre, 160
Enzephalozele, nasale, 112
EPENDYM-ZYSTE, 116
Ependymoblastom, 33
EPENDYMOM, 32
-, ANAPLASTISCHES, 33
- DES FORAMEN MONROI, 36
-, malignes, 33
-, MYXOPAPILLÄRES, 35
-, PAPILLÄRES, 34
EPIDERMOID, 109
Epidermoid-Zyste, 109
Epiloia, 132
Epipharynxtumor-Syndrom, 209
Erdheim-Tumor, 106

Falxhernie, 153
FIBROM, GLIO-, 16
FIBROSARKOM,
-, MENINGEALES, 85
FISSURA-ORBITALIS-SUPERIOR-
SYNDROM, 205, 208
Fissura-Sylvii-Syndrom, 208
Flaschenhalsgeschwulst, 216
Foix-Syndrom, 210
Foramen-Monroi-Zyste, 113
FORAMEN-OCCIPITALE-
MAGNUM-SYNDROM, 190
FOSSA-POSTERIOR-SYNDROM, 167
(Foster)-Kennedy-Syndrom, 204
Foville-Syndrom, 170, 175
Froin-Syndrom, 195
FRONTALHIRN-SYNDROM, 140
Frontallappen-Syndrom, 140

Ganglienzellgeschwulst, 42
GANGLIENZELLHAMARTOM,
-, HYPOTHALAMISCHES, 111
Gangliocytoma malignum, 45
GANGLIOGLIOM, 44
-, ANAPLASTISCHES, 45
Gangliloglioneurom, 44
Gangliomatose des Kleinhirns,
-, diffuse, 43
GANGLIONEUROBLASTOM, 47
Ganglioneurom, 42
GANGLION-GASSERI-
SYNDROM, 207
Ganglion-semilunare-Syndrom, 207
GANGLIOZYTOM, 42
-, malignes, 45
Gardner-Turner-Syndrom, 131
Gasperini-Syndrom, 170
Gemistozytom, 12
GERMINOM, 99
Gerstmann-Syndrom (I), 148
Gerstmann-Syndrom (II), 148
Geschwulst,
-, Flaschenhals-, 216
-, Hantel-, 216
-, Sanduhr-, 216
-, Zwerchsack-, 216
GLIAEKTOPIE, NASALE, 112
Gliaheterotopie, nasale, 112

GLIOBLASTOM,
- MIT SARKOMATÖSER
  KOMPONENTE, 27
-, RIESENZELL-, 28
-, riesenzelliges, 28
GLIOBLASTOMA MULTIFORME,
  26
GLIOFIBROM, 16
GLIOM, 4
-, ANAPLASTISCHES, 5
-, astrozytäres, 8
-, GANGLIO-,
-, -, ANAPLASTISCHES, 45
-, malignes, 5
-, Misch-,
-, -, anaplastisches, 23
-, -, isomorphes, 22
-, nasales, 112
-, Schmetterlings-, 26
-, STIFT-, 202
-, subependymales, 37
Glioma nasale, 112
Gliomatose, diffuse, 29
GLIOMATOSIS CEREBRI, 29
Glioneuroblastom, 44
Glioneurom, 44
Gliosarkom, 27
GLOMUS-JUGULARE-
  SYNDROM, 213
Godtfredsen-Syndrom, 209
Goldstein-Reichmann-Syndrom, 189
Granularzellmyoblastom des ZNS, 107
GRANULARZELLTUMOR
  DES ZNS, 107
GRANULOM,
-, EOSINOPHILES, 122, 124
-, Knochen-,
-, -, eosinophiles, 124
Granuloma eosinophilicum faciei, 124
Granulomatose,
-, Cholesterin-, 123
-, Lipoid-, 123
-, Xantho-, 123
Gyrus-angularis-Syndrom, 148
Gyrus-cinguli-Hernie, 153

Hämangioblastom, 96
-, der Meningen, 78
-, kapilläres, 96
Hämangioperizytom
- der Meningen, 79

Halbseitenläsion
- des Rückenmarks, 196
Halsmark-Syndrom,
-, zentrales, 197, 198
HAMARTOM,
-, GANGLIENZELL-,
-, -, HYPOTHALAMISCHES, 111
-, neurales, 111
-, NEUROMUSKULÄRES, 69
Hand-Schüller-Christian-Krankheit,
  122, 123
HAND-SCHÜLLER-CHRISTIAN-
  SYNDROM, 122, 123
Hantelgeschwulst, 216
Head-Holmes-Syndrom, 168
Hemiplegia alternans
-, oculomotoria, 171
-, superior, 171
-, -, peduncularis, 171
HERNIATION,
-, KLEINHIRN-, 155
-, SUBFALXIALE, 153
-, TONSILLÄRE, 156
-, TRANSTENTORIELLE, 154
-, Uncus-, 154
-, ZENTRALE, 157
-, zerebellare, 155
Hernie,
-, Falx-, 153
-, Gyrus-cinguli-, 153
-, Kleinhirntonsillen-, 156
HERTWIG-MAGENDIE-
-, Phänomen, 186
-, Schielstellung, 186
-, SYNDROM, 186
Heterotopie, Glia-, nasale, 112
VON HIPPEL-LINDAU-
  SYNDROM, 96, 134
Hirnmassenverschiebung, 152
Hirnsklerose, tuberöse, 132
HIRNSTAMM-SYNDROM, 170
Hirn-Trigeminus-Angiomatosis-
  Syndrom, 133
HISTIOZYTOSIS X, 122
Horner-Symptomenkomplex, 214
HORNER-SYNDROM, 214
Horner'sche Trias, 214
Hutchinson-Syndrom, 214
Hydrocephalus occlusus, 188, 190
HYPOTHALAMUS-SYNDROM,
  169

Infundibulom, 107
Irritationssyndrom
- des Mesodienzephalons, 158

Jackson-Syndrom, 170, 184
Jacod-Syndrom, 209
Jacod-Trias, 209
Jefferson-Syndrom, 210

KARZINOM,
-, CHORION-, 101
-, EMBRYONALES, 100
-, Plexus-, 39
-, Terato-, 103
Kauda siehe Cauda
KEILBEINFLÜGEL-SYNDROM, 208
KEIMZELLTUMOR DES ZNS, 98
KENNEDY-SYNDROM, 204
Kleinhirn-Astrozytom, 9
KLEINHIRNBRÜCKENWINKEL-SYNDROM, 212
Kleinhirn-Druckkonus, 156
KLEINHIRN-GANGLIOZYTOM,
-, DYSPLASTISCHES, 43
KLEINHIRNHEMISPHÄREN-SYNDROM, 189
KLEINHIRN-HERNIATION, 155
Kleinhirn-Syndrom,
-, laterales, 189
Kleinhirntonsillenhernie, 156
KLEINHIRNWURM-SYNDROM, 188
Knochen-Granulom,
-, eosinophiles, 124
KOLLOID-ZYSTE, 113
Konus siehe Conus
KONVEXITÄTSSYNDROM,
-, FRONTALES, 142
-, präfrontales, 142
KRANIOPHARYNGEOM, 106
Krankheit,
-, Abt-Letterer-Siwe-, 122
-, Hand-, 123
-, Hand-Schüller-Christian-, 123
-, Lhermitte-Duclos-, 43
-, Schüller-, 123
-, von Recklinghausen-, 133

Läsion, Halbseiten-,
des Rückenmarks, 196

Lepine-Froin-Syndrom, 195
Leptomeningiom, 72
von Leyden-Syndrom, 171
Lhermitte-Duclos-Krankheit, 43
Lindau-Tumor, 96, 134
Lipoid-Granulomatose, 123
LIPOM, 110
Luciani-Syndrom, 188
LYMPHOME, MALIGNE, DES ZNS, 94

Malignes Melanom der Meningen, 91
MANTELKANTEN-SYNDROM, 144
MASSENVERSCHIEBUNG
-, Hirn-, 152
-, intrakranielle, 152
-, ZEREBRALE, 152
MEDULLA-OBLONGATA-SYNDROM, 182
-, DORSOLATERALES, 183
-, MEDIALES, 184
-, paramedianes, 184
MEDULLOBLASTOM, 58
-, DESMOPLASTISCHES, 59
-, MELANOTISCHES, 60
MEDULLOEPITHELIOM, 56
MEDULLOMYOBLASTOM, 61
Meissner-Tastkörper-Neurofibrom, 67
Melanoameloblastom, 60
MELANOM,
-, malignes, der Meningen, 91
-, MENINGEALES, 91
-, -, primäres, 91
MELANOSE,
-, NEUROKUTANE, 90
Melanozytom der Meningen, 91
MENINGEOM, 72
-, ANAPLASTISCHES, 81
-, angioblastisches, 78
-, ANGIOMATÖSES, 77
-, arachnotheliomatöses, 73
-, ENDOTHELIOMATÖSES, 73
-, fibröses, 74
-, FIBROBLASTISCHES, 74
-, fibromatöses, 74
-, HÄMANGIOBLASTISCHES, 78
-, HÄMANGIOPERIZYTISCHES, 79
-, malignes, 81
-, meningotheliomatöses, 73
-, PAPILLÄRES, 80

-, psammöses, 76
-, PSAMMOMATÖSES, 76
-, synzytiales, 73
-, TRANSITIONALES, 75
-, xanthomatöses, 72
-, zystisches, 72
MENINGEOSIS
-, BLASTOMATOSA, 127
-, carcinomatosa, 127
-, LEUCAEMICA, 127, 128
-, sarcomatosa, 127
Meningitis sarcomatosa, 87
Mesenchymom,
-, Nervenscheiden-, 68
MESENZEPHALON-SYNDROM,
-, TEGMENTALES, 173
-, VENTRALES, 171
-, VENTROTEGMENTALES, 172
METASTASEN IM ZNS, 126
Millard-Gubler-Syndrom, 170
-, erweitertes, 175
Mischgliom,
-, anaplastisches, 23
-, isomorphes, 22
Mischtumor,
-, gliös-sarkomatöser, 27
Mittelhirn-Einklemmung, 154
MITTELHIRN-SYNDROM, 158
-, tegmentales, 173
Monstrozelluläres Sarkom, 27-28
Morbus Bourneville-Pringle, 132
Morbus Sturge-Weber, 133
Myoblastom, Granularzell-,
 des ZNS, 107

NASOPHARYNXTUMOR-
 SYNDROM, 209
Nervenscheidenmesenchymom, 68
Netzhautangiomatose, 134
Neurilemmom, 64
-, anaplastisches, 65
NEURINOM, 64
-, Akustikus-, 131, 212
-, ANAPLASTISCHES, 65
-, - MIT RHABDOMYOBLASTI-
 SCHER DIFFERENZIERUNG,
 66
-, Sanduhr-, 216
Neuroangiomatosis encephalofacialis,
 133
NEUROBLASTOM, 46

-, Ästhesio-, 48
-, intrazerebrales, 47
-, OLFAKTORIUS-, 48
-, Sympathikus-, 47
Neuroektodermaltumor,
-, melanotischer, 60
NEUROFIBROM, 67
-, ANAPLASTISCHES, 68
-, diffuses, 67
-, epitheloides, 67
-, Meissner-Tastkörper-, 67
-, melanotisches, 68
-, plexiformes, 67
-, Pseudotastkörperchen-, 67
NEUROFIBROMATOSE
-, AKUSTIKUS-,
-, -, BILATERALE, 131
-, Typ I, 130
-, Typ II, 131
-, von RECKLINGHAUSEN, 130
Neurofibrosarkom, 68
NEUROKUTANE MELANOSE,
 90
Neurolemmom, 64
-, anaplastisches, 65
NEUROZYTOM, ZENTRALES,
 50
Nonne-Froin-Syndrom, 195
Nonne-Kompressions-Syndrom, 195
Nothnagel-Syndrom (I), 170, 173

Oblongata-Syndrom,
-, laterales, 183
-, medianes, 184
OKZIPITALHIRN-SYNDROM,
 151
Okzipitallappen-Syndrom, 151
OLFAKTORIUSNEURO-
 BLASTOM, 48
Olfaktoriustumor, neurogener, 48
OLIGO-ASTROZYTOM, 22
-, ANAPLASTISCHES, 23
-, gemischtes, 22
-, malignes, 23
Oligodendro-Astrozytom, 22
-, anaplastisches, 23
OLIGODENDROGLIOM, 20
-, ANAPLASTISCHES, 21
-, malignes, 21
-, polymorphes, 21
Oligodendrozytom, 20

OPHTHALMOPLEGIE,
-, INTERNUKLEÄRE, 185
-, -, hintere, 185
-, -, vordere, 185
Optikus-Gliom, 9
ORBITALHIRN-SYNDROM, 141
ORBITASPITZEN-SYNDROM, 206

Pancoast-Tobias-Syndrom, 215
PANCOAST-TUMOR, 215
PAPILLOM,
-, PLEXUS-, 38
-, -, ANAPLASTISCHES, 39
-, -, malignes, 39
PARAGANGLIOM, 120
PARIETALHIRN-SYNDROM, 147
Parietallappen-Syndrom, 147
Parinaud-Syndrom (I), 170, 187
PARINAUD-SYNDROM (II), 187
(Parkes)-Weber-Dimitri-Syndrom, 133
(Parkes)-Weber-Syndrom, 133
Parkinson-Syndrom, 161
von Passow-Syndrom, 214
Pharynxlogen-Syndrom,
-, hinteres, 191
Pinealoblastom, 52, 57
Pinealom, 53
-, isomorphes, 53
-, malignes, 52
Pinealozytom, 53
PINEOBLASTOM, 52
PINEOZYTOM, 53
Plexus-Karzinom, 39
PLEXUSPAPILLOM, 38
-, ANAPLASTISCHES, 39
-, malignes, 39
PNET, 57
PONS-SYNDROM, 174
-, BILATERALES, 178
-, LATEROKAUDALES, 179
-, LATEROMEDIALES, 180
-, LATEROROSTRALES, 181
-, MEDIOKAUDALES, 175
-, MEDIOROSTRALES, 177
-, PARAMEDIANES, 176
Progonom, melanotisches, 60
Psammom, 76
Pseudotastkörperchen-Neurofibrom, 67
Purkinjeom, 43

QUERSCHNITTSSYNDROM, 194

Raymond-Céstan-Syndrom, 170, 181
von Recklinghausen-Syndrom, 130
Retikulose, Säuglings-, 122
Retinalanlage-Tumor, 60
RETINOBLASTOM, 49
RIESENZELL-ASTROZYTOM,
-, SUBEPENDYMALES, 14
RIESENZELLGLIOBLASTOM, 28
Roth-Bielschowsky-Syndrom, 185
RÜCKENMARKSYNDROM,
-, ZENTRALES, 197

Säuglingsretikulose, 122
Sanduhrneurinom, 216
SANDUHRTUMOR, 216
SARKOM,
-, Arachnoidal-, umschriebenes,
des Kleinhirns (Foerster-Gagel), 59
-, Glio-, 27
-, MENINGEALES, 84
-, -, POLYMORPHZELLIGES, 86
-, monstrozelluläres, 27-28
-, neurogenes, 68
SARKOMATOSE,
-, MENINGEALE, 87
-, -, primäre, 87
Scheitelhirn-Syndrom, 147
Scheitellappen-Syndrom, 147
Schielstellung,
-, Hertwig-Magendie-, 186
Schläfenhirn-Syndrom, 150
Schläfenlappen-Syndrom, 150
Schmetterlingsgliom, 26
Schmidt-Syndrom, 170, 183
Schüller-Krankheit, 123
Schüller-Syndrom, 123
Schwannom, 64
-, anaplastisches, 65
Seelenblindheit, 149
Sella-turcica-Syndrom, 164
Seminom, 99
SINUS-CAVERNOSUS-
SYNDROM, 210
SINUSTUMOR,
-, ENDODERMALER, 102
Sklerose-Komplex,
-, tuberöser, 134
SKLEROSE,
-, Hirn-, tuberöse, 132
-, TUBERÖSE, 14, 132
SPERRLIQUOR-SYNDROM, 195

„Split-brain"-Syndrom, 145
SPONGIOBLASTOM, 9
-, PRIMITIVES, POLARES, 62
STAMMGANGLIEN-SYNDROM, 161
STIFTGLIOM, 202
Stirnhirn-Syndrom, 140
Stirnlappen-Syndrom, 140
Sturge-Weber-Dimitri-Syndrom, 133
Sturge-Weber-Krabbe-Syndrom, 133
STURGE-WEBER-SYNDROM, 133
SUBEPENDYMOM, 37
Sympathikus-Neuroblastome, 47
Symptomenkomplex,
-, Horner-, 214
SYNDROM,
-, Alternans-, 170
-, ANGULARIS-, 148
-, A. cerebri-posterior-, 168
-, A. chorioidea-anterior-, 168
-, Avellis-, 170, 183
-, Babinski-Nageotte-, 170, 183
-, BALINT-, 149
-, Basalganglien-, 161
-, Benedikt-, 170, 172
-, Bernard-, 214
-, Bernard-Horner-, 214
-, Bielschowsky-, 185
-, Bonnet-Dechaume-Blanc-, 135
-, Bourneville-Pringle-, 14, 132
-, Brissaud-, 170
-, BROWN-SÉQUARD-, 196
-, Brücken-,
-, -, mediokaudales, 175
-, Brückenhauben-,
-, -, vorderes, 172
-, Brückenhirn-,
-, -, vorderes, laterales, 181
-, Brustmark-, zentrales, 197, 199
-, BULBÄRHIRN-, AKUTES, 159
-, CAUDA-, 200
-, Cauda-equina-, 200
-, Céstan-Chenais-, 170
-, Chiasma-, 211
-, CHIASMA-OPTICUM-, 211
-, Christian-, 123
-, Claude-, 170, 172
-, Claude-Bernard-, 214
-, CLIVUSKANTEN-, 163
-, CONUS-, 201
-, Conus-Cauda-, 201
-, Conus-medullaris-, 201
-, CORPUS-CALLOSUM-, 145
-, Déjerine-, 184
-, Déjerine-Roussy-, 168
- der alternierenden Lähmung, 170
- der axialen Hirnstammverschiebung, 157
- DER HINTEREN PHARYNX-LOGE, 191
- der hinteren Schädelgrube, 167
- DER INSULA, 146
- der Mittelhirnhaube, 173
- DER OLFAKTORIUSRINNE, 162
- der Orbitaspitze, 206
- der zentralen spinalen Schädigung, 197
- der zentro-medullären Schädigung, 197
- des Frontallappens, 140
- DES GYRUS PRAECENTRALIS, 143
- des Hinterhauptslappens, 151
- des Nasopharynx, 209
- des Nucleus ruber, 172-173
- des Okzipitallappens, 151
- des Parietallappens, 147
- des Temporallappens, 150
-, Diskonnektions-, 145
-, Einklemmungs-,
-, -, mesenzephalo-hypothalamisches, 158
-, Epipharynxtumor-, 209
-, extrapyramidales, 161
-, FISSURA-ORBITALIS-SUPERIOR-, 205, 208
-, Fissura-Sylvii-, 208
-, Foix-, 210
-, FORAMEN-OCCIPITALE-MAGNUM-, 190
-, FOSSA-POSTERIOR-, 167
-, (Foster)-Kennedy-, 204
-, Foville-, 170, 175
-, Froin-, 195
-, FRONTALHIRN-, 140
-, Frontallappen-, 140
-, frontobasales, 141
-, Frontobasis-, 141
-, GANGLION-GASSERI-, 207
-, Ganglion-semilunare-, 207
-, Gardner-Turner-, 131

SYNDROM (Forts.)
-, Gasperini-, 170
-, Gerstmann- (I), 148
-, Gerstmann- (II), 148
-, GLOMUS-JUGULARE-, 213
-, Godtfredsen-, 209
-, Goldstein-Reichmann-, 189
-, Gyrus-angularis-, 148
-, Halsmark-,
-, -, zentrales, 197-198
-, HAND-SCHÜLLER-CHRISTIAN-, 122, 123
-, Head-Holmes-, 168
-, HERTWIG-MAGENDIE-, 186
-, Hinterhauptslappen-, 151
-, VON HIPPEL-LINDAU-, 96, 134
-, Hirn-Trigeminus-Angiomatosis-, 133
-, HIRNSTAMM-, 170
-, HORNER-, 214
-, Hutchinson-, 214
-, hypothalamisches, 169
-, HYPOTHALAMUS-, 169
-, intraselläres, 164
-, Irritations- des Mesodienzephalons, 158
-, Jackson-, 170, 184
-, Jacod-, 209
-, Jefferson-, 210
-, KEILBEINFLÜGEL-, 208
-, KENNEDY-, 204
-, Kleinhirn-,
-, -, laterales, 189
-, KLEINHIRNBRÜCKEN-WINKEL-, 212
-, KLEINHIRNHEMISPHÄREN-, 189
-, KLEINHIRNWURM-, 188
-, KONVEXITÄTS-,
-, -, FRONTALES, 142
-, -, präfrontales, 142
-, Lepine-Froin-, 195
-, von Leyden-, 171
-, Luciani-, 188
-, MANTELKANTEN-, 144
-, MEDULLA-OBLONGATA-, 182
-, -, DORSOLATERALES, 183
-, -, MEDIALES, 184
-, -, paramedianes, 184
-, MESENZEPHALON-,
-, -, TEGMENTALES, 173

-, -, VENTRALES, 171
-, -, VENTROTEGMENTALES, 172
-, mesodienzephales, 158
-, Millard-Gubler-, 170
-, -, erweitertes, 175
-, MITTELHIRN-, 158
-, -, tegmentales, 173
-, NASOPHARYNXTUMOR-, 209
-, neuroretinoangiomatöses, 135
-, Nonne-Froin-, 195
-, Nonne-Kompressions-, 195
-, Nothnagel- (I), 170, 173
-, Oblongata-,
-, -, laterales, 183
-, -, medianes, 184
-, okulopupilläres, 214
-, OKZIPITALHIRN-, 151
-, Okzipitallappen-, 151
-, ORBITALHIRN-, 141
-, ORBITASPITZEN-, 206
-, Pancoast-Tobias-, 215
-, PARASELLÄRES, 166
-, PARIETALHIRN-, 147
-, Parietallappen-, 147
-, Parinaud- (I), 170, 187
-, PARINAUD- (II), 187
-, (Parkes)-Weber-Dimitri-, 135
-, Parkinson-, 161
-, von Passow-, 214
-, Pharynxlogen-,
-, -, hinteres, 191
-, PONS-, 174
-, -, BILATERALES, 178
-, -, LATEROKAUDALES, 179
-, -, LATEROMEDIALES, 180
-, -, LATEROROSTRALES, 181
-, -, MEDIOKAUDALES, 175
-, -, MEDIOROSTRALES, 177
-, -, PARAMEDIANES, 176
-, QUERSCHNITTS-, 194
-, Raymond-Céstan-, 170, 181
-, von Recklinghausen-, 130
-, retrosphenoidales, 209
-, Roth-Bielschowsky-, 185
-, RÜCKENMARK-,
-, -, ZENTRALES, 197
-, Scheitelhirn-, 147
-, Scheitellappen-, 147
-, Schläfenhirn-, 150
-, Schläfenlappen-, 150

-, Schmidt-, 170, 183
-, Schüller-, 123
-, SELLÄRES, 164
-, Sella-turcica-, 164
-, SINUS-CAVERNOSUS-, 210
-, SPERRLIQUOR-, 195
-, spinozerebellare, 148
-, „Split-brain"-, 145
-, STAMMGANGLIEN-, 161
-, Stirnhirn-, 140
-, Stirnlappen-, 140
-, STURGE-WEBER-, 135
-, Sturge-Weber-Dimitri-, 135
-, Sturge-Weber-Krabbe-, 135
-, sulkokommissurales, 196
-, SUPRASELLÄRES, 165
-, Tapia-, 170, 183
-, TEMPORALHIRN-, 150
-, Temporallappen-, 150
-, THALAMUS-, 168
-, Thorakalmark-, zentrales, 199
-, Transversal-, 194
-, Tumor-,
-, -, sinonasopharyngeales,
-, -, -, kavernöses, 209
-, Vermis-, 188
-, Vernet-, 183
-, Villaret-, 191
-, Vincent-, 210
-, VON HIPPEL-LINDAU-, 132
-, von Leyden-, 171
-, von Passow-, 214
-, von Recklinghausen-, 133
-, Wallenberg-, 170, 183
-, Wallenberg-Foix-, 183
-, Weber-, 170
-, Weber-von Leyden-, 171
-, Wyburn-Mason-, 135

Tapia-Syndrom, 170, 183
TEMPORALHIRN-SYNDROM, 150
Tentoriumschlitz-Einklemmung, 154
Teratokarzinom, 103
TERATOM, 103
THALAMUS-SYNDROM, 168
Thorakalmark-Syndrom,
-, zentrales, 199
Transversal-Syndrom, 194
Trias,
-, Horner-, 214

-, Jacod-, 209
Triton-Tumor,
-, beniger, 69
-, maligner, 66
TUBERÖSE SKLEROSE, 134
-, Ventrikeltumor bei -, 14
TUMOR,
-, Abrikossoff- des ZNS, 107
-, Dottersack-, 102
-, Erdheim-, 106
-, GRANULARZELL- DES ZNS, 107
-, KEIMZELL- DES ZNS, 98
-, Lindau-, 96, 132
-, Neuroektodermal-,
-, -, melanotischer, 60
-, NEUROEKTODERMALER,
-, -, PRIMITIVER, 57
-, Olfaktorius-, neurogener, 48
-, PANCOAST-, 215
-, Retinalanlage-, 60
-, SANDUHR-, 216
-, SINUS-,
-, -, ENDODERMALER, 102
-, Triton-,
-, -, beniger, 69
-, -, maligner, 66
Tumor-Syndrom,
-, Epipharynx-, 209
-, Nasopharynx-, 209
-, sinonasopharyngeales,
-, -, kavernöses, 209

Uncus-Herniation, 154

Ventrikeltumor
- bei tuberöser Sklerose, 14
Vermis-Syndrom, 188
Vernet-Syndrom, 183
Villaret-Syndrom, 191
Vincent-Syndrom, 210
VON HIPPEL-LINDAU-SYNDROM, 132
von Leyden-Syndrom, 171
von Passow-Syndrom, 214
von Recklinghausen-Syndrom, 130

Wallenberg-Foix-Syndrom, 183
Wallenberg-Syndrom, 170, 183
Weber-Syndrom, 170-171
Weber-von Leyden-Syndrom, 171

Wyburn-Mason-Syndrom, 135
XANTHO-ASTROZYTOM,
-, meningozerebrales, 15
-, PLEOMORPHES, 15
Xanthogranulomatose, 123

Zwerchsackgeschwulst, 216
ZYSTE,
-, ARACHNOIDAL-, 118
- DER RATHKE-TASCHE, 114

-, Dermoid-, 108
-, ENTEROGENE, 115
-, EPENDYM-, 116
-, Epidermoid-, 109
-, Foramen-Monroi-, 113
-, KOLLOID-, 113
-, neuroepitheliale,
-, - des dritten Ventrikels, 113
-, NEUROGLIALE, 117
-, subarachnoidale, 118

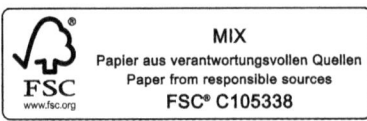

If you have any concerns about our products,
you can contact us on
ProductSafety@springernature.com

In case Publisher is established outside the EU,
the EU authorized representative is:
**Springer Nature Customer Service Center GmbH
Europaplatz 3, 69115 Heidelberg, Germany**

Printed by Libri Plureos GmbH
in Hamburg, Germany